# 零基础学艾灸

李爱勇◎编著

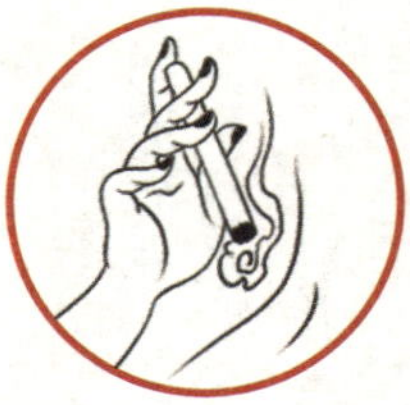

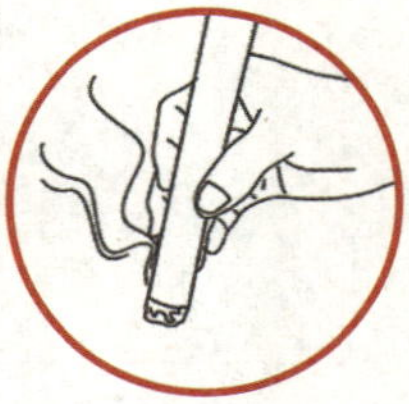

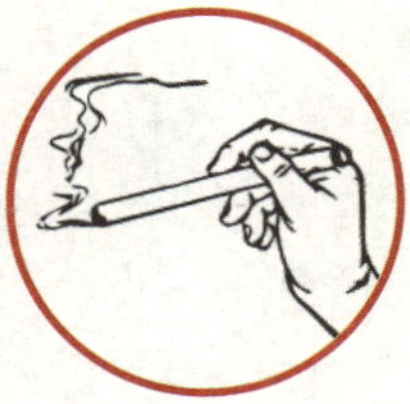

中国科学技术出版社

·北　京·

**图书在版编目（CIP）数据**

零基础学艾灸 / 李爱勇编著. -- 北京 : 中国科学技术出版社，2025. 7. -- ISBN 978-7-5236-1268-2

Ⅰ. R245.81

中国国家版本馆 CIP 数据核字第 2025LV0838 号

---

**策划编辑** 韩 翔 于 雷
**责任编辑** 韩 翔
**文字编辑** 卢兴苗
**装帧设计** 佳木水轩
**责任印制** 徐 飞

---

**出　　版** 中国科学技术出版社
**发　　行** 中国科学技术出版社有限公司
**地　　址** 北京市海淀区中关村南大街 16 号
**邮　　编** 100081
**发行电话** 010-62173865
**传　　真** 010-62173081
**网　　址** http://www.cspbooks.com.cn

---

**开　　本** 710mm × 1000mm 1/16
**字　　数** 136 千字
**印　　张** 10
**版　　次** 2025 年 7 月第 1 版
**印　　次** 2025 年 7 月第 1 次印刷
**印　　刷** 鸿鹄（唐山）印务有限公司
**书　　号** ISBN 978-7-5236-1268-2 / R · 3446
**定　　价** 48.00 元

---

# 目录 contents

## 第1章 了解自然古朴的民间养生奇法：艾灸

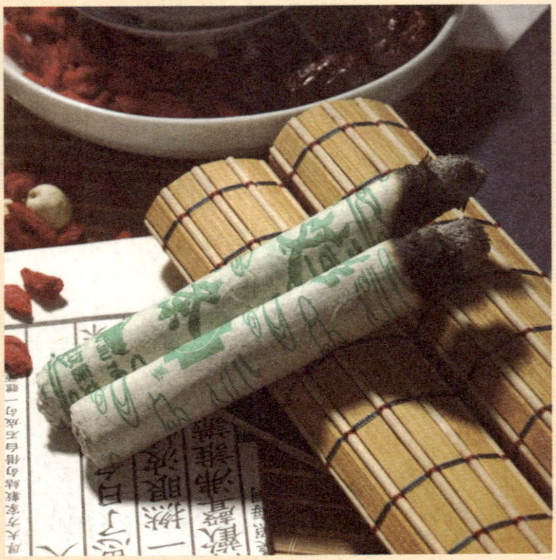

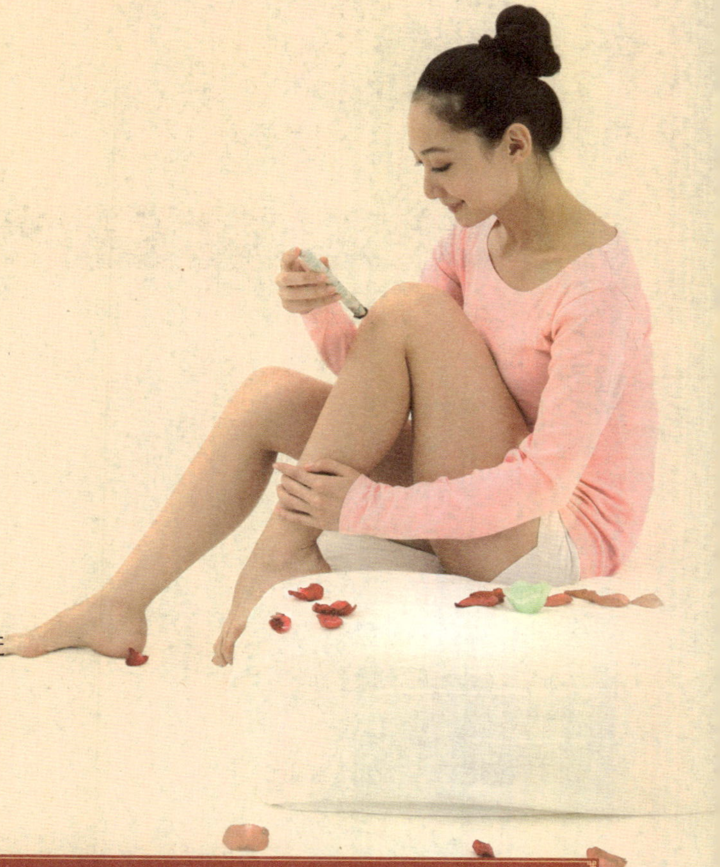

## 第3章 外科、骨科疾病的艾灸疗法

## 第4章 皮肤科、五官科疾病的艾灸疗法



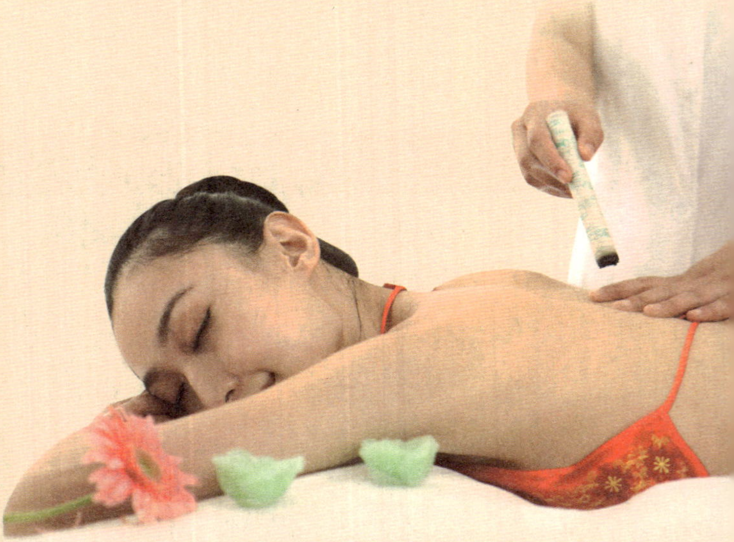

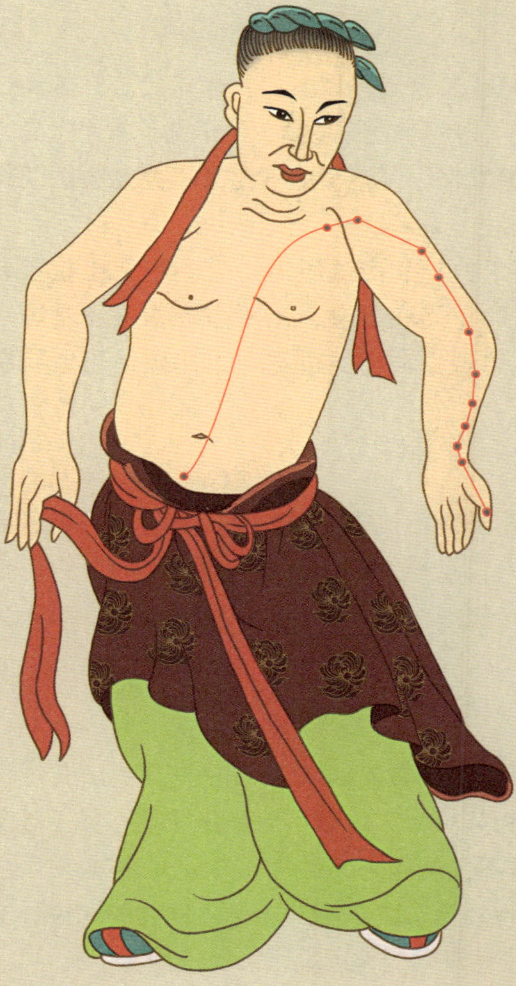

# 第1章

# 了解自然古朴的民间养生奇法：艾灸

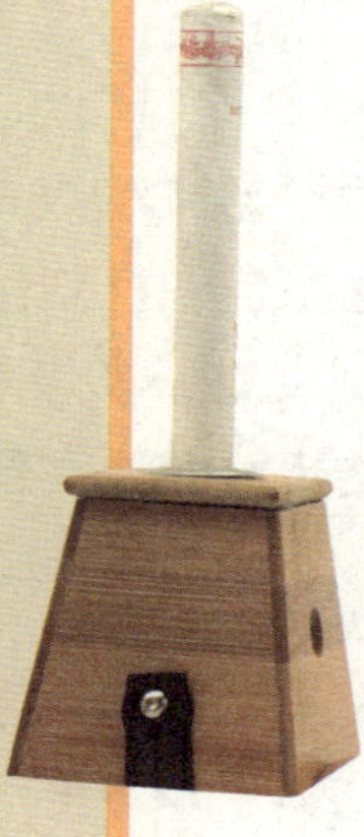

# 小艾火大效果，调已病防未病

## 艾灸疗法的特点

### 简便易行

艾灸疗法比较方便，只要有艾绒或艾条就可以直接用来施灸。在施灸过程中，艾条不用消毒，配用物品如姜、蒜等也便于取材。至于艾灸常用工具艾盒、艾筒等器具也比较容易买到。尤其对于那些爱好养生又不愿意去医院的人，艾灸疗法更适合在家自疗或互疗。

另外，与有较为严格的专业要求的针刺疗法不同，艾灸疗法比较容易学，只要找对艾灸部位，掌握艾灸的时间和方法，不管是隔物灸还是温和灸，大家都可以学习和操作。而且患者在自疗的过程中也比较便于调节温度，非常适合日常家庭保健。

### 绿色无创

艾灸疗法没有什么不良反应，与针刺疗法相比更安全，不存在弯针、断针等情况。即使初学者对于艾灸的穴位及操作流程不太熟悉，影响疗效，但是只要稍加用心，注意艾灸的穴位，把握好温度及操作时间的要求，就不会发生事故，是比较绿色无创的疗法。

### 物美价廉

艾灸的主要原料是艾叶，使用时常用艾叶的加工品——艾绒。艾绒价格便宜，取之广泛，且制作工艺较为简单，人人都可以采集艾叶，加工成艾绒，进而制成艾炷、艾条等。这样不仅便捷还节约了成本。而那些常用的蒜、姜等垫物也能随处买到，价格也较为实惠。相对于昂贵的药物来说，艾灸物美价廉，尤其适用于那些医疗条件有限的偏远地区人民使用。

## 艾灸疗法的多种效用

### 回阳固脱

《素问·生气通天论》说：“阳气者，若天与日，失其所则折寿而不彰。”这句话说明了阳气的重要性。阳气足，人才会精血充沛，身体健壮。艾灸具有调节阴阳及补益的作用，凡阳气衰微、阴阳离决等，用大炷重灸，即能祛除阴寒、回阳救脱，这种方法为其他穴位刺激疗法所不及。

因此，出现呕吐、下痢、手足厥冷、脉弱等阳气虚脱的重危患者，如用大艾炷重灸关元、神阙等穴，即可缓解病情。这是由于艾叶有纯阳的性质，再加上火本属阳，两阳相得，故可以起到扶阳固脱、回阳救逆的作用。

### 调和气血

气是人的生命之源，血为人的基本物质，气血充足，气机条达，人的生命活动才能正常。艾灸可以补气、养血，也可以疏理气机，还能升提中气，使气血调和，以达到养生保健的目的。

### 温经散寒

《素问·调经论》说：“血气者，喜温而恶寒，寒则泣而不流，温则消而去之。”灸法依其火热之性，可温中散寒，是因为艾火的热性能快速透达肌层，直接作用于病表，因而具有良好的温肌散寒、疏风解表功能，对外感风寒表证及各种寒邪之证能起到良好的治疗作用，如治疗中焦虚寒引起的呕吐、腹痛、泄泻等；艾灸还可以通过经络的传导，温经散寒，治疗寒凝血滞、经络痹阻引起的各种病症，如风寒湿邪所致的痹证等。

无论是调节阴阳、调和气血，还是温通经络、扶正祛邪，艾灸都对人体起到了直接或间接的补益作用，尤其对于虚寒证，所起的补益作用尤为明显。正是这种温阳补益、调和气血的作用，帮助人们达到防病治病、保健养生的目的。

### 扶正祛邪

人的抵抗力强，卫外能力强，疾病就不容易产生，艾灸疗法通过对人体某些穴位施灸，如大椎、足三里、气海、关元等，可以培扶人体正气，增强人体防病治病的能力，对不同的穴位和部位进行艾灸可以产生不同的补益作用。

### 预防保健

艾灸除了可辅助治疗一些常见病，还可作为日常保健的手段，通经活血、调和阴阳，从而达到强身健体和抗衰老的目的。

# 艾灸的材料

## 艾灸的材料取自于艾叶

艾灸是将干燥的艾叶捣制后除去杂质，制成纯净细软的艾绒，再经过晒干贮藏，根据需要制成艾条、艾炷或其他形状，然后应用于临床。

艾是一种菊科多年生灌木状草本植物，通常生长在山野之中，遍及我国大部分地区。在古代，蕲州所产的艾质量最好，因此将艾称为“蕲艾”。艾叶有香气，味道微苦，性温热，具有很强的药用价值。人们可以自己采摘艾叶，晒干或阴干后将其加工成细软的艾绒，再进一步加工成艾条或艾炷。

艾条和艾炷易于燃烧，燃烧时温度适中，具有很强的穿透力，能穿透皮肤直达身体内部，因此可以很好地治疗病痛，调理身体。这种方法既可以节约就诊时间，还能够节约经济成本，可谓一举两得。

正是因为艾分布广泛，艾叶便于采集，而且成本低廉，药效显著，因此一直被人们用作艾灸的主要材料。

## 常用的艾制品

### 艾条

艾条是用艾绒卷成的棒状灸具，长度为20~30厘米，直径为1.5~1.8厘米。判断艾条的好坏主要依据艾绒的纯度。一般艾条的包装上都会标明艾绒的等级，如艾绒的等级为1∶6，表明制成1千克艾绒，所需艾叶为6千克。等级越高，纯度越高，品质也越好。

### 艾炷

艾炷是用艾绒制成的，呈圆锥形，有大、中、小三种规格。在艾灸疗法中，可以根据治疗的需要选择相应大小的艾炷。通常较大者用来灸成人，中等大小者用来灸四肢或小儿，较小者用来灸头面部。

## 艾条和艾炷的制作方法

艾条和艾炷是艾灸必不可少的工具。制作艾条和艾炷也很简单。

### 艾条的制作方法

先准备好艾绒，将适量的艾绒用双手揉搓，使其成为软硬适中、利于燃烧的长条形，再将其放到质地松软坚韧的纯棉纸或桑皮纸上，搓成圆柱形，最后用胶水将纸粘牢，将纸的两端压紧、压牢，艾条便制作成功了。艾条的长度最好为20厘米，直径为1.5厘米。如果在艾绒中加入药物，那么这种艾条就称为药物艾条，对疾病更有针对性，增强了艾条的功效。

### 艾炷的制作方法

将艾绒放到平板上，用拇指、食指、中指将其捏在一起，再用力边旋转边捏，将艾绒捏成较为紧实、上尖下圆柱形的圆锥体。这种形状的艾炷放置平稳，燃烧时火力由弱到强，患者使用起来会更加舒适。

艾炷一般可做成大、中、小三种，大的有拇指大，中等的如蚕豆大，小的则像麦粒般大。

## 艾绒品质的鉴别方法

要鉴别艾绒的质量好坏，需要对艾绒进行细致观察，还要用手抚摸，用鼻子闻一下味道。一般来说，质量好的艾绒呈土黄色或金黄色，没有杂质，摸起来柔软、干燥，容易成团，闻起来味道温和，没有刺鼻的气味，且有艾草的芳香，点燃后烟色淡白，火力温和，烟雾从下向上缭绕；质量差的艾绒颜色偏绿，含有杂质，摸起来生硬、湿润，不容易成团，闻起来有青草味甚至刺鼻的霉味，点燃后火力刚猛，燃烧时容易爆裂，散落的火花容易将使用者的皮肤烧伤，有很大的安全隐患。

通常情况下，陈艾所做的艾绒质量要好于新艾所做的艾绒。这是因为，陈艾燃烧缓慢，火力强弱适中，产生的烟少，燃烧后艾叶的灰烬不容易脱落，药效也强；而新艾含有大量挥发性油脂，燃烧快，火力猛烈，产生大量烟雾，燃烧后艾叶的灰烬容易脱落，很可能会烧伤使用者的皮肤。

## 贮藏艾绒的方法

艾绒具有很强的吸水性，吸水后容易受潮发霉，因此平时应该把艾绒放置在干燥的容器内密封起来，并存放在阴凉干燥的地方。为了保证燃烧质量，还要特别防范艾绒霉烂、潮湿，或遭虫蛀。因此，应在每年天气炎热时取出来，反复曝晒几次。

# 艾灸的体位

## 坐位

此体位适用于头部、肩背部、上肢、下肢等部位的灸治（图1–1）。

## 仰卧位

此体位适用于胸腹部、头面部、上肢、下肢等部位的灸治（图1–2）。

## 仰卧位

此体位适用于肩背部、腰部、臀部、下肢部的灸治（图1–3）。

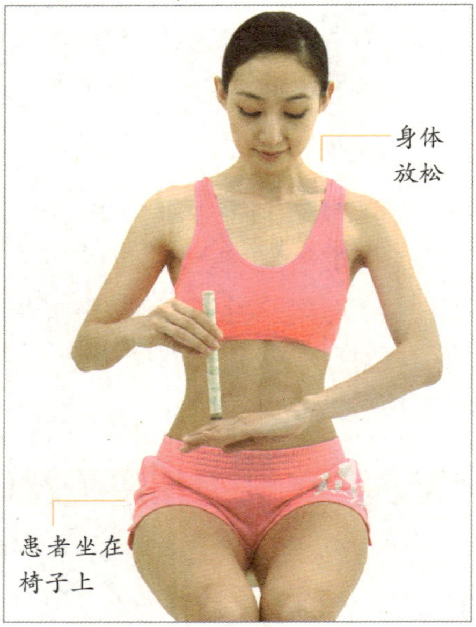


图1–1　坐位

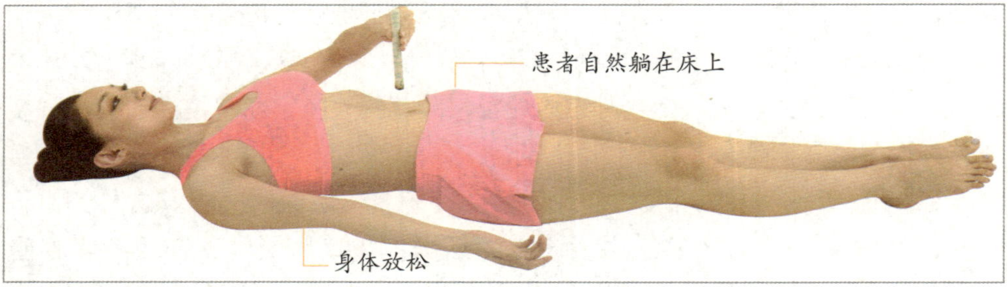


图1–2　仰卧位

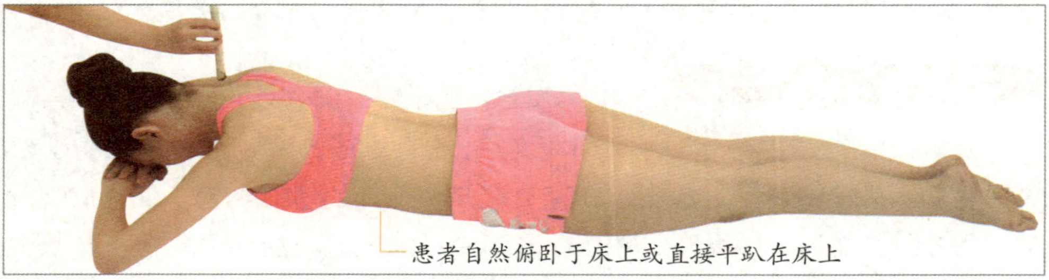


图1–3　俯卧位

# 常用艾灸法的分类

## 艾炷灸

艾炷灸是将纯净的艾绒，放在平板上，用手搓捏成大小不等的圆锥形艾炷，置于施灸部位点燃而治病的方法。常用的艾炷大小或如麦粒，或如苍耳子，或如半截橄榄等。艾炷灸又分直接灸与间接灸。

### 直接灸

直接灸是将大小适宜的艾炷直接放在皮肤上施灸。若施灸时需将皮肤烧伤化脓，愈后留有瘢痕，称为瘢痕灸。若不烧伤皮肤、不让其化脓、不留瘢痕，称为无瘢痕灸。

**无瘢痕灸**　施灸时先在所灸腧穴部位涂以少量的凡士林（图1-4），以使艾炷便于黏附。然后将大小适宜的艾炷置于腧穴上点燃施灸，不等艾火烧到皮肤，当患者感到微有灼痛时，即用镊子将艾炷夹去，更换新艾炷再灸。连续灸3~7壮，一般以灸至局部皮肤轻度红晕而不起疱为度。因其不留瘢痕，易为患者接受，一般虚寒性疾患均可使用此法。

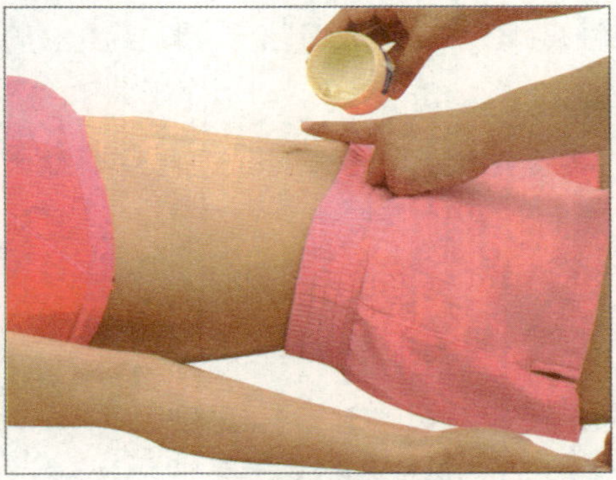

图1-4　无瘢痕灸

**瘢痕灸**　又称化脓灸。施灸前先将所灸腧穴部位涂以少量的大蒜汁，以增加黏附和刺激作用，然后将大小适宜的艾炷置于穴位上，用火点燃艾炷施灸。每壮艾炷必须燃尽，除去灰烬后方可继续灸。灸治完毕后应将局部擦拭干净，然后在施灸部位上敷贴玉红膏，可1~2日换敷贴一次。在正常情况下，灸后1周左右，施灸部位化脓形成灸疮，5~6周灸疮自行痊愈，结痂脱落后留下瘢痕。临床上常用于哮喘、慢性胃肠炎、发育障碍等慢性疾病。

## 间接灸

在艾炷下面垫一衬隔物在穴位上施灸的方法称间接灸。因其衬隔药物的不同，又可分为隔蒜灸、隔盐灸等。间接灸火力温和，具有艾灸和垫隔药物的双重作用，受术者易于接受，较直接灸更常用，适用于慢性疾病和疮疡等。

**隔姜灸**　将新鲜生姜切成直径2~3厘米、厚0.2~0.3厘米的薄片，中心用针穿刺数孔（图1-5），然后将姜片置于应灸的腧穴部位或患处，再将艾炷放在姜片上点燃施灸。当患者感到微有灼痛时，更换艾炷再灸，至局部皮肤潮红为止。生姜具有解表、散寒、温中、止呕的作用，故此法多用于治疗外感表证和虚寒性疾病，如感冒、呕吐、腹痛、发热、泄泻等。

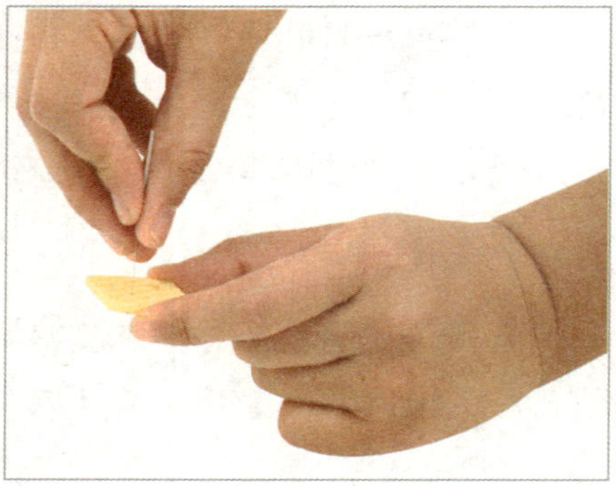

图1-5　隔姜灸

**隔盐灸**　将纯净的食盐填敷于脐部（图1-6），再放上薄姜片，上置艾炷施灸。隔盐灸多用于治疗急性腹痛、吐泻、痢疾、四肢厥冷和虚脱等。

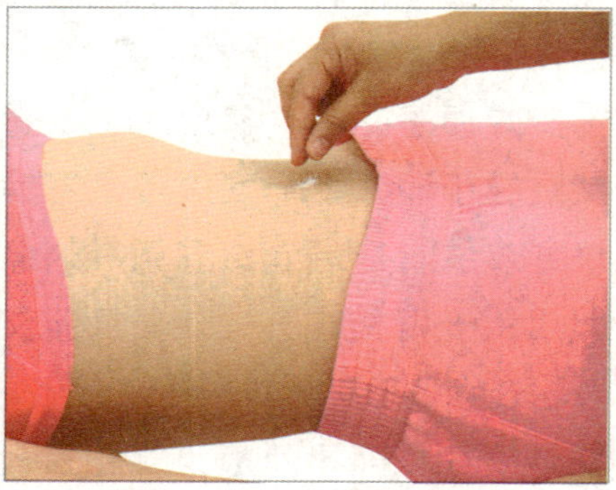

图1-6　隔盐灸

**隔蒜灸**　将鲜大蒜头，最好为独头大蒜，切成0.2~0.3厘米厚的薄片，中间用针穿刺数孔（图1-7）。将艾绒做成花生米大的艾炷备用。将蒜片置于穴位或患处，然后将艾炷放在蒜片上，点燃施灸。待艾炷燃尽，更换艾炷再灸，每灸4~5壮，换去蒜片，每穴每次可灸5~7壮。因大蒜液对皮肤有刺激性，灸后容易起疱，故应注意防护。大蒜具有解毒、健胃、杀虫之功效，因此，本法多用于治疗肺结核、腹中积块及未溃疮疖等。

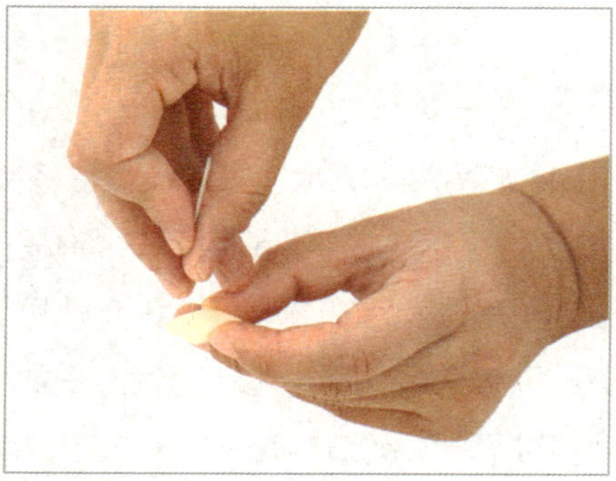

图1-7　隔蒜灸

**隔附子（附子饼）灸**　以附子片或附子饼（将附子切细研末，以黄酒调和做饼，厚约0.5厘米，直径约2厘米）作间隔，用针刺数孔，放在应灸腧穴或患处（图1–8），上面再放艾炷施灸，可根据病情选取适当的部位灸治，药饼干后更换，直至皮肤出现红晕。药饼灸后可重复再用。附子有温肾补阳的作用，故用来治疗各种阳虚证，如阳痿、早泄及外科疮疡久不收口等。

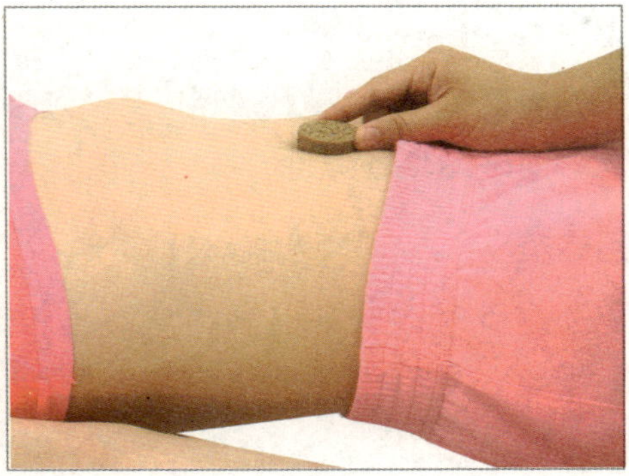

图1–8　隔附子灸

**隔白胡椒饼灸**　白胡椒末适量，加面粉和水制成厚约0.5厘米、直径约2厘米的圆饼，使中央呈凹陷形，置适量药末（如丁香、麝香、肉桂等）填平，上置艾炷灸治。每次5~7壮，以受术者感觉温热舒适为度。白胡椒有温中散寒之功，主要用于治疗胃寒呕吐、腹痛泄泻、风寒湿痛、麻木等。

## 艾条灸

艾条灸是艾灸法的一种，是一种用特制艾条在穴位上熏烤的方法。如在艾绒中加入辛温芳香的药物制成药艾条施灸，就叫作药条灸。常用的有温和灸、雀啄灸和回旋灸。

### 温和灸

施灸时，将艾条一端点燃，对准应灸的腧穴部位或患处，在距离皮肤2~3厘米处熏烤，使局部有温热感无灼痛感为宜，一般每穴灸5~7分钟，至皮肤出现红晕为度（图1–9）。对昏厥或局部感觉减退的患者及儿童，施术者应将食指、中指两指置于施灸部位两侧，以测知局部受热程度，随时调节施灸距离，掌握施灸时间，防止烫伤。

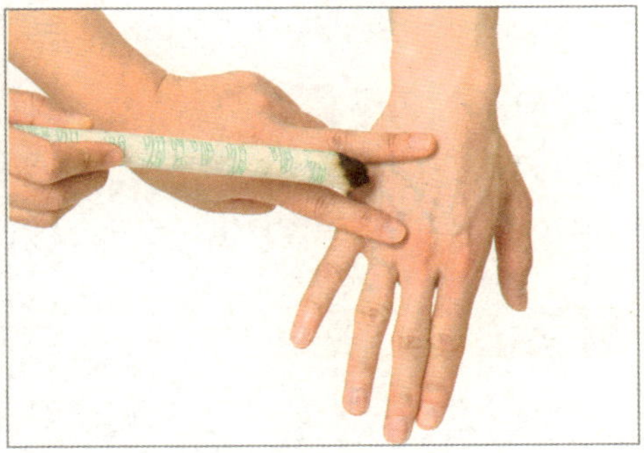

图1–9　温和灸

### 雀啄灸

施灸时，艾条点燃的一端与施灸部位的皮肤并不需要固定在一定的距离，而是如鸟雀啄食一样，一上一下，活动着施灸（图1–10）。

### 回旋灸

施灸时，艾条点燃的一端与施灸皮肤虽然要保持一定的距离，但位置不固定，是以施灸部位为中心，均匀地向左右方向移动或反复地旋转着施灸（图1–11）。

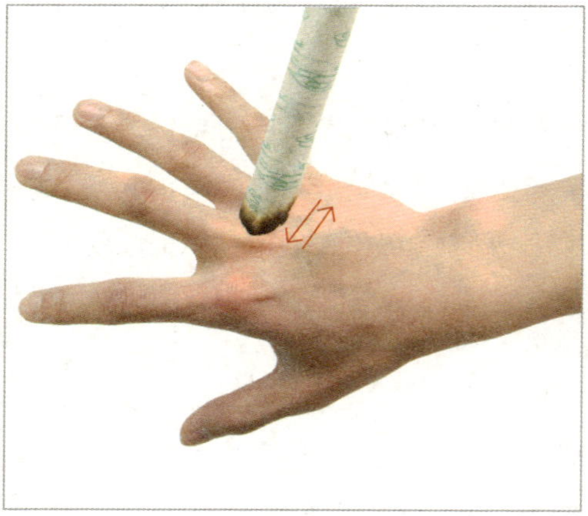

图1–10　雀啄灸

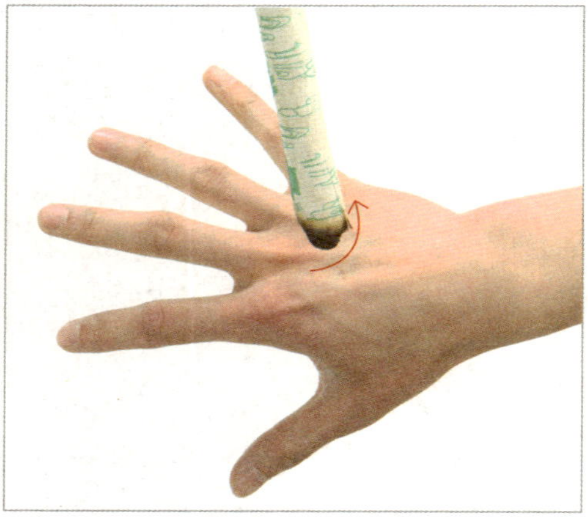

图1–11　回旋灸

## 温针灸

操作时，将针刺入腧穴得气后，留针于适当深度，然后将针柄上穿置长约1.5厘米的艾条点燃进行施灸，或将纯净细软的艾绒捏在针尾上点燃施灸。待艾绒或艾条烧完后，除去灰烬，再将针取出。施灸时应叮嘱受术者不要移动体位，并在施灸下方垫一纸片，以防艾火掉落灼伤皮肤或衣物。

## 艾灸器灸

艾灸器是一种专门用于施灸的器具，用艾灸器施灸的方法叫艾灸器灸。施灸时，施术者点燃艾绒后，先将艾灸器盖好，用手持长柄将艾灸器置于施灸的穴位或患病部位上来回熨烫，直到局部发红为止。

## 艾灸盒灸

艾灸盒是艾灸的首选辅助器具，通常为木制或竹制，根据其孔眼数不同可分为单孔艾灸盒、双孔艾灸盒、多孔艾灸盒（图1-12）。

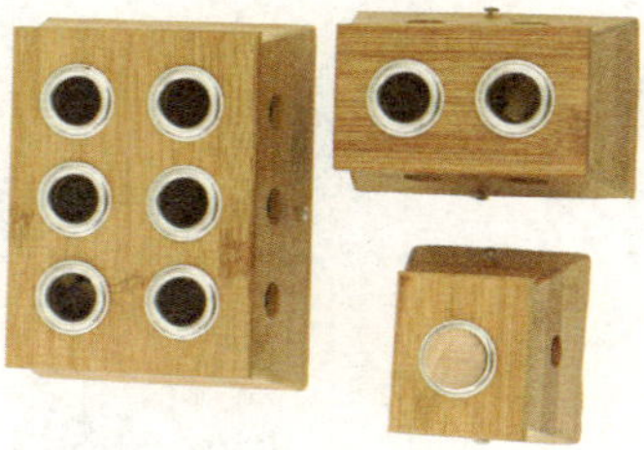

图1-12　艾灸盒

### 艾灸盒灸步骤图解（图1-13）

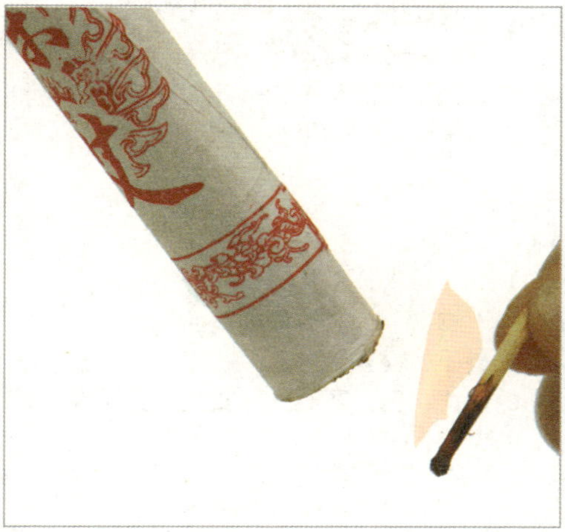

❶ 点燃艾条

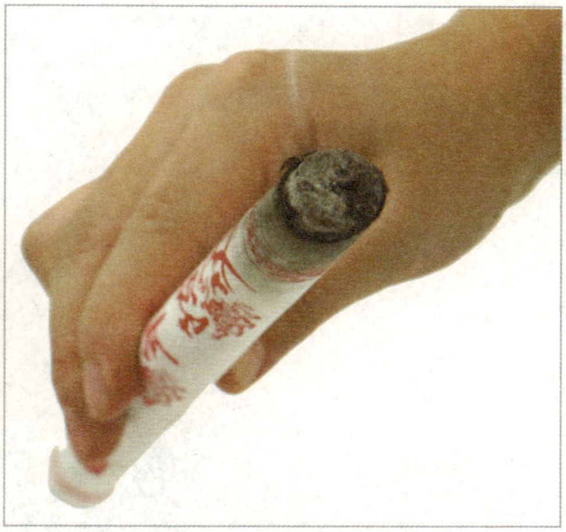

❷ 让艾条充分燃烧

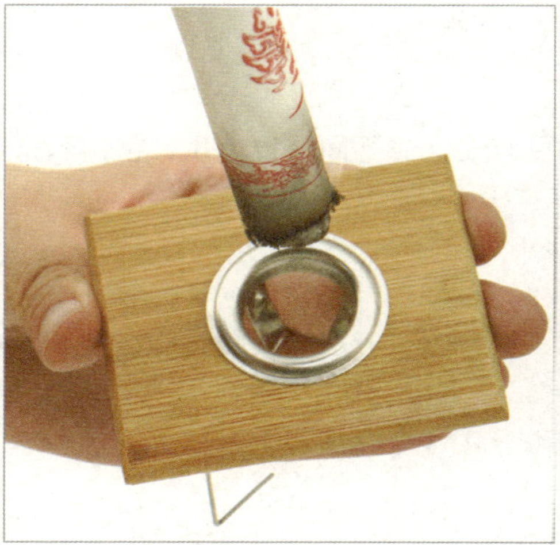

❸ 将点燃的艾条插入艾灸盒盖上的卡子里

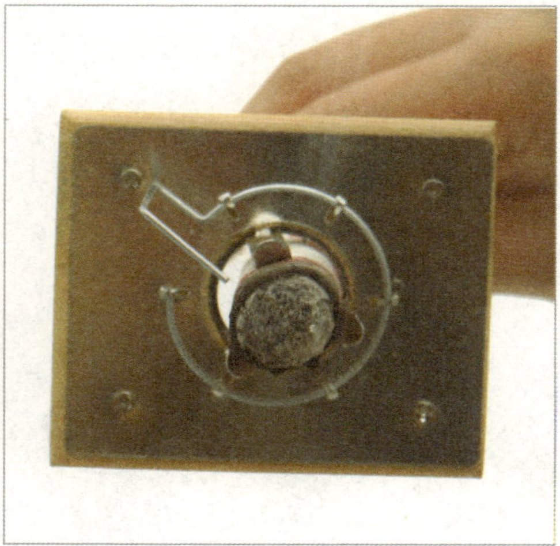

❹ 用艾灸盒里面的卡子固定艾条使其不会松动

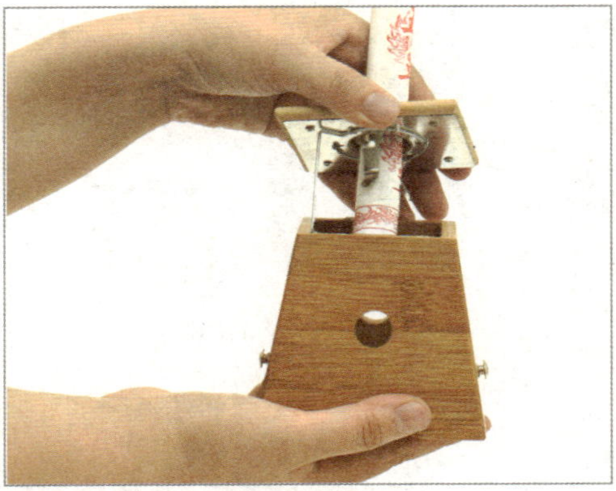

❺ 将带有艾条的艾灸盒盖按正确的方向盖好

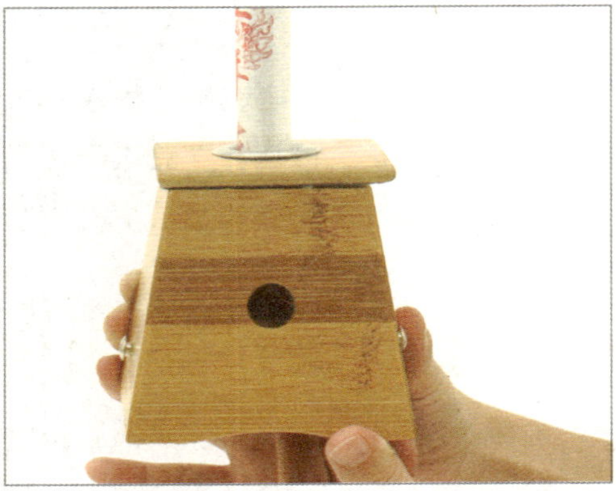

❻ 插入的长度要小于艾灸盒的高度，又要和盖子保持一定的距离

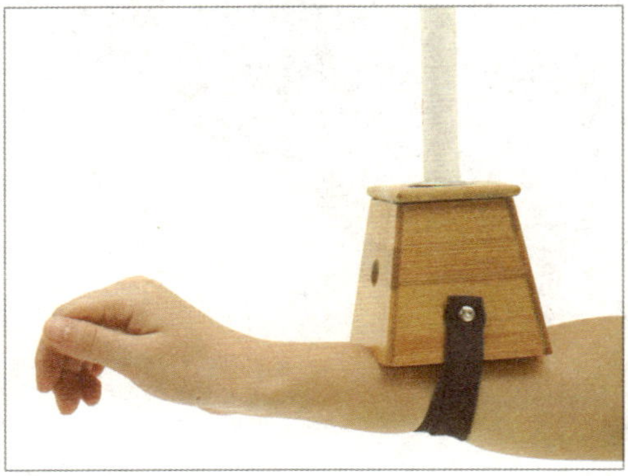

❼ 装上绑带，绑在需要施灸的身体部位。在艾灸的过程当中可通过孔眼随时观察艾条的燃烧状况，及时掸掉艾灰，并调整艾条的位置

图1–13　艾灸盒灸步骤图解

## 艾灸罐灸

艾灸罐有单罐、双罐、多罐之分，可以在全身不同部位使用，使用起来也很方便。

### 艾灸罐灸步骤图解（图1–14）

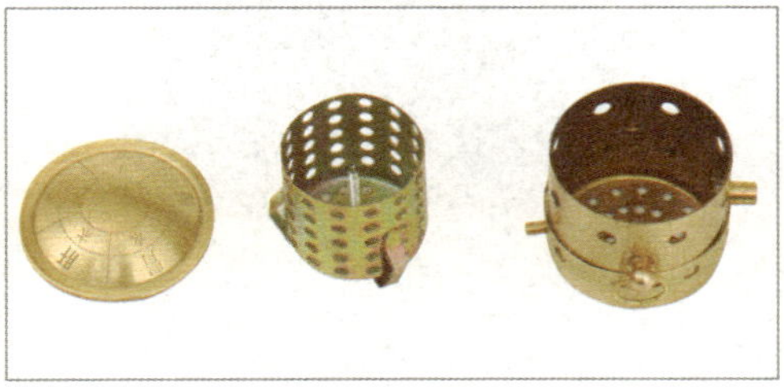

❶ 将艾灸罐打开

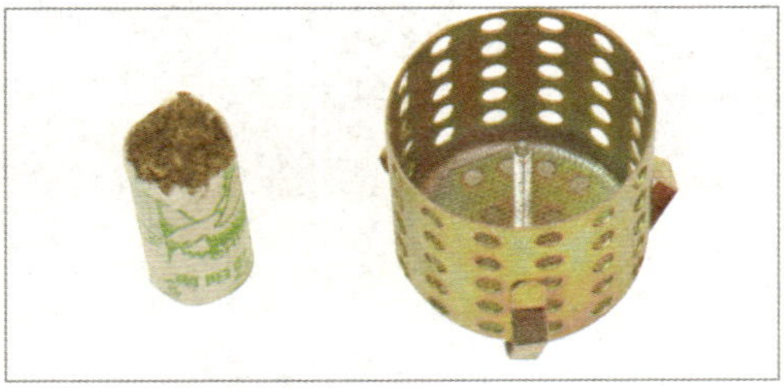

❷ 先取出最里面的内罐，并准备一段长短合适的艾条

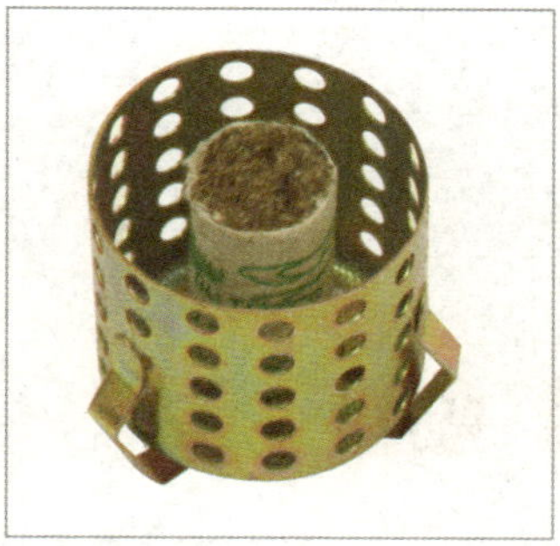

③ 将艾条的一端插入内罐中心的铜柱

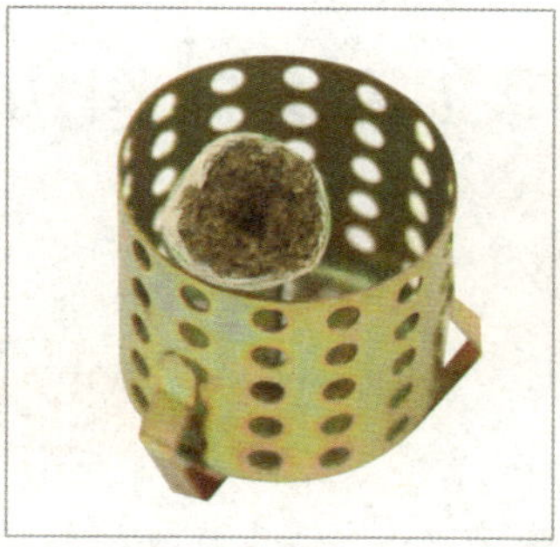

④ 使艾条的一端出现一个小孔

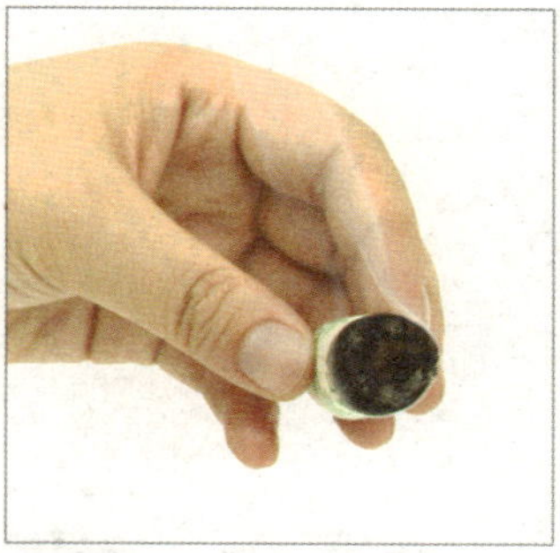

⑤ 点燃艾条有孔的一端

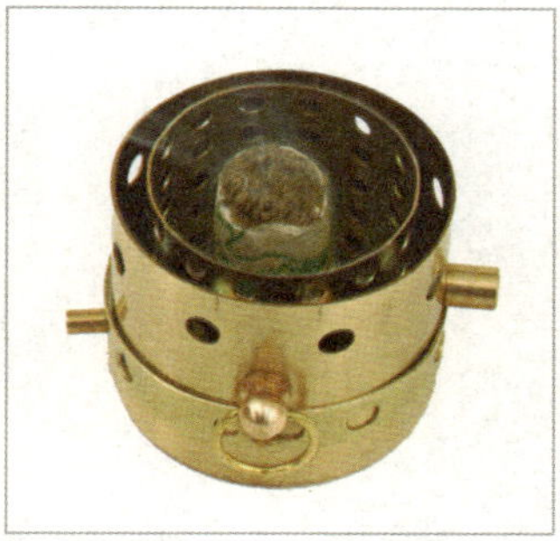

⑥ 将点燃的一头插入内罐中心的铜柱上

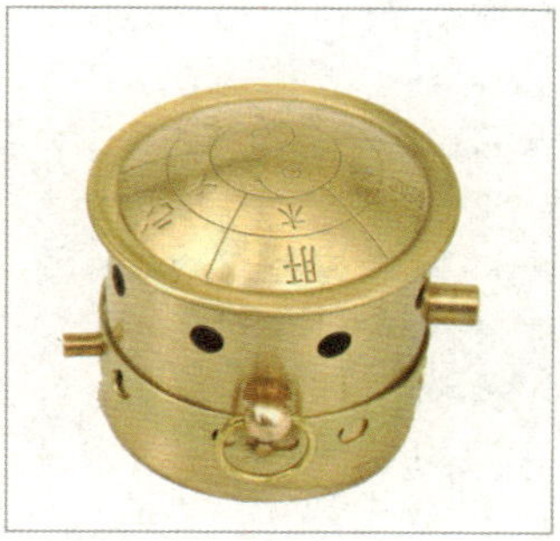

⑦ 盖上艾灸罐的盖子

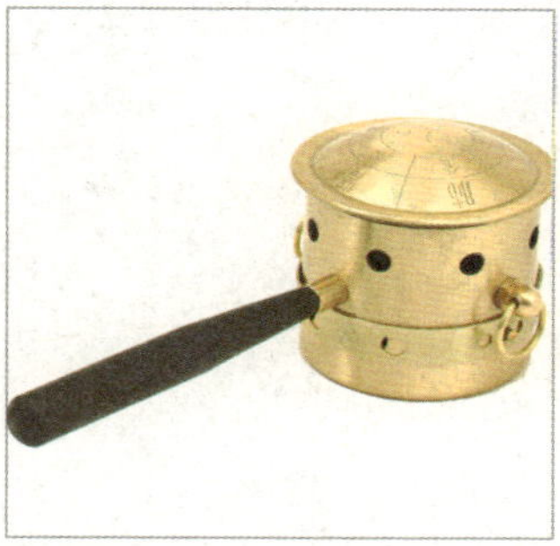

⑧ 装上艾灸罐的手柄，就可以手执艾灸罐进行艾灸了

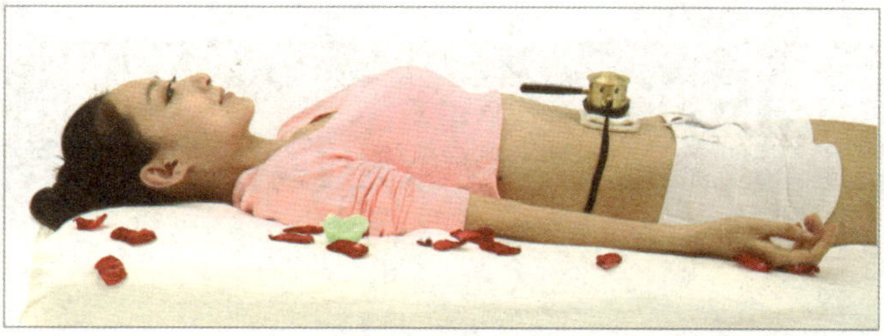

⑨ 也可以用绑带将艾灸罐缚在身上进行艾灸，为了避免烫伤，需在皮肤上覆盖隔热垫

图1-14　艾灸罐灸步骤图解

### 知识链接

艾灸器具除了艾灸盒和艾灸罐，还有艾灸管。艾灸管是用竹管或苇管做成特制的艾灸管，插入耳道内施灸的一种方法。现在应用于临床上的艾灸管主要有两种：一种是一节管状器，另一种是两节管状器。主要用于治疗面瘫。

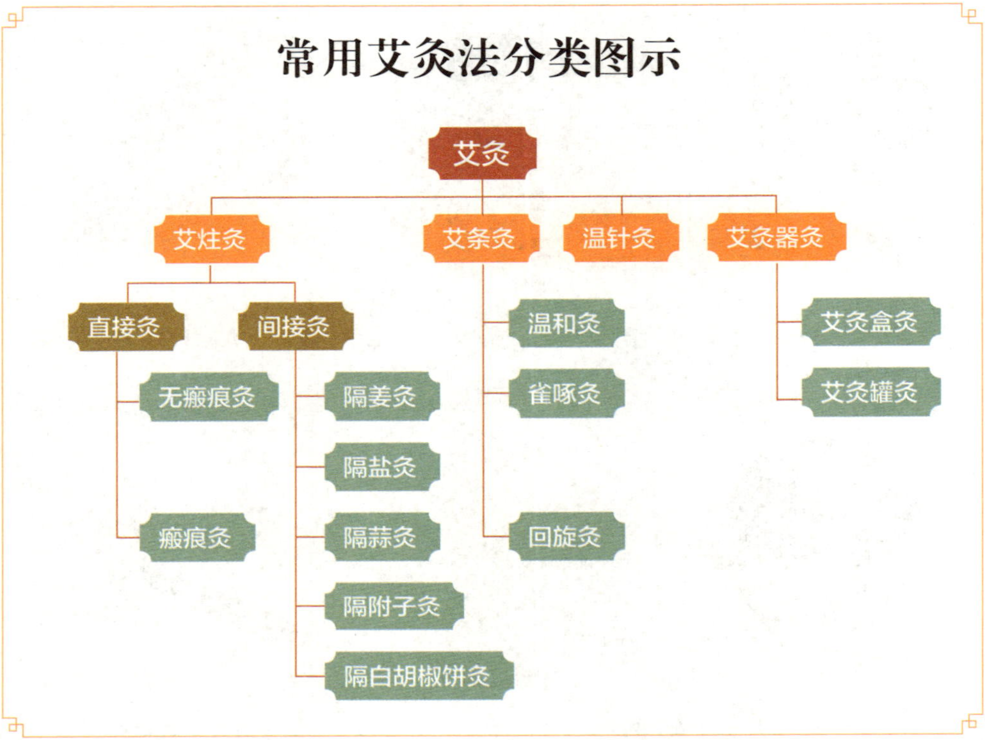


## 艾灸适应证和禁忌证

### 艾灸的适应证

艾灸是通过刺激穴位，激发经络的功能，从而达到调节机体各组织器官功能失调的治疗目的。总体而言，艾灸的适应证非常广泛，不论寒热虚实、表里阴阳，都有灸法的适应证。归纳起来，主要有以下几个方面。

#### 内科疾病

感冒、急性细菌性痢疾、细菌性食物中毒、流行性腹泻、慢性支气管炎、支气管扩张症、支气管哮喘、慢性胃炎、胃下垂、肝硬化、冠心病、高血压、风湿性关节炎等。

### 外科疾病

急性淋巴管炎、急性乳腺炎、乳腺增生、褥疮、颈椎病、腰扭伤、狭窄性腱鞘炎、肱骨外上髁炎、骨关节炎、骨结核、慢性前列腺炎、前列腺肥大症、直肠脱垂等。

### 皮肤科疾病

带状疱疹、斑秃、银屑病、冻疮、神经性皮炎、黄褐斑、鸡眼等。

### 妇产科疾病

子宫脱垂、习惯性流产、外阴白色病变、胎位不正、功能性子宫出血、痛经、慢性盆腔炎等。

### 儿科疾病

流行性腮腺炎、小儿腹泻、小儿厌食、小儿遗尿等。

### 五官科疾病

近视、睑腺炎、青光眼、白内障、过敏性鼻炎、萎缩性鼻炎、急性化脓性中耳炎等。

## 艾灸的禁忌证

### 禁忌部位

大血管走行的体表区域、黏膜附近均不宜施灸。皮薄、肌少、筋肉结聚处，妊娠期妇女的腰、骶部，下腹部，乳头，阴部，睾丸等不能施灸。另外，面部、颈部及关节部位不要直接灸。

### 禁忌体质及病情

**器质性疾病**　器质性心脏病。

**出血倾向性疾病**　血友病、血小板减少症。

**神经精神性疾病**　精神分裂症、狂躁不安、重度神经质等。

**妇科疾病**　崩漏、经期血量多。

**代谢性疾病**　糖尿病。

**实热证或阴虚发热、邪热内炽等证**　高热、高血压危象、肺结核晚期、大量咯血、呕吐、贫血、皮肤痈疽等。

# 艾灸的注意事项

## 施灸讲究先后有序

古人认为，施灸应讲究先阳后阴、先上后下、先少后多、先小后大的顺序。所谓先阳后阴是指要先灸阳经后灸阴经，先灸背部后灸腹部；先上后下是指要先灸头部后灸四肢；先少后多是指施灸的壮数由少到多，逐渐增强；先小后大是指先灸小艾炷，后灸大艾炷。在具体施灸的过程中，这个顺序并不是一成不变的，而是应结合病情灵活应用。

## 施灸的灸量要把握好

### 壮

古代将艾灸的计数单位称为“壮”，每燃烧完一个艾炷就称为“一壮”。艾炷越大或艾灸壮数越多，那么刺激量也就越大。一般每个穴位灸3~7壮。

### 艾灸的距离

距离越近，刺激量越大。因此，艾条施灸一般距离皮肤2~3厘米，以不灼伤皮肤为度。

### 施灸的时间

时间越长，刺激量越大，一般以5~10分钟为宜。

## 施灸过程中要防止烫伤

对昏厥或局部感觉减退的患者及儿童进行艾条灸时，施术者应将食指、中指两指置于施灸部位两侧，以测知局部受热程度，随时调节施灸距离，掌握施灸时间，以防止烫伤。

## 施灸之后要注意防火

艾炷、艾条极易燃烧，因此要特别注意防火安全，最好将其放在密闭的玻璃容器中保存。用完后一定要将其完全熄灭。

# 艾灸出现问题后的应对方法

## 晕灸

艾灸后偶然出现发热、疲倦、口干、头晕、烦躁等现象，不必过于担心，可以尝试活动活动身体，饮适量温开水，或针刺合谷、后溪等穴，可迅速缓解不适症状。

## 烫伤

实施瘢痕灸者，在灸疮化脓期间，要注意保持局部清洁，并用膏药保护灸疮，每日换药1次，至结痂为止。还要注意适当休息，加强营养，防止受凉。如果灸疮出现流黄绿色脓液或有渗血现象，可涂抹杀菌软膏，至结痂自愈。

用瘢痕灸以外的方法施灸后，患者的局部皮肤会有微红灼热的现象，这是正常的，无须特殊处理。如果出现水疱，可用消过毒的毫针将水疱挑破，放出水液，或用注射针具将水液抽出，再涂上结晶紫，最后用纱布包敷，数日后即可痊愈。

## 过敏

若出现局部或全身过敏性皮疹者，一般于停止艾灸后几天内可自然消退。在此期间应服用抗组胺、维生素C等药物，多饮水。如兼有发热、奇痒、口干、烦躁不安等症状时，可适当应用皮质类激素，如泼尼松，每日服20~30毫克。情况严重者应及时去医院就诊。

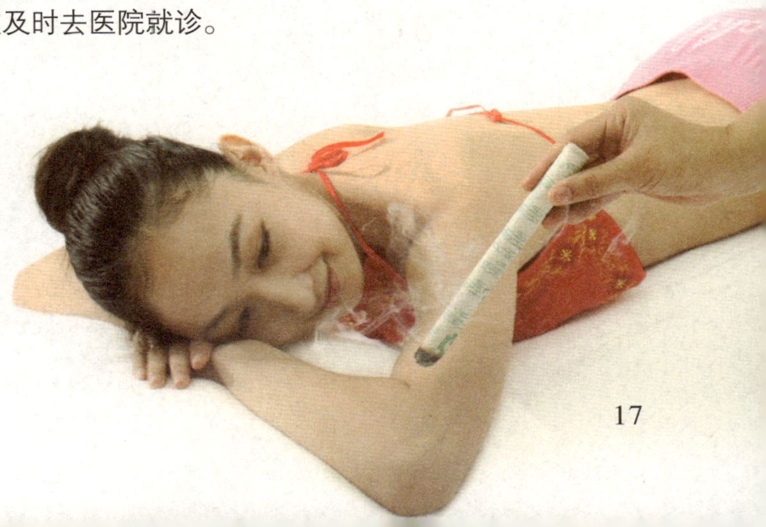

艾灸后若出现晕灸、烫伤或过敏等状况一定要冷静处理。

# 艾灸的取穴方法

## 骨度分寸法

骨度分寸法是历史最悠久的取穴方法，具体操作时，先确定人体某个部位的具体长度，再将这个长度平均划分成若干等分，每一个等分即为1寸。这里的寸，指的是经络理论中特定的“同身寸”，与度量衡市制中的“寸”不是同一概念。

常用骨度分寸表如下（表1–1）。

表1–1 常用骨度分寸

| 分部 | 起止点 | 常用骨寸 |
|---|---|---|
| 头面部 | 前额发际正中至后发际正中 | 12寸 |
| | 眉间至前发际正中 | 3寸 |
| | 两额角发际（头维）之间 | 9寸 |
| | 耳后两乳突（完骨）之间 | 9寸 |
| 胸腹胁部 | 胸骨上窝（天突）至剑突尖（歧骨） | 9寸 |
| | 胸剑联合中点（歧骨）至脐中 | 8寸 |
| | 脐中至耻骨联合上缘 | 5寸 |
| | 两乳头之间 | 8寸 |
| 背腰部 | 肩胛骨内侧缘至后正中线 | 3寸 |
| 上肢部 | 腋前纹头至肘横纹（平肘尖）、腋后纹头至尺骨鹰嘴 | 9寸 |
| | 肘横纹（平肘尖）至腕掌（背）侧横纹 | 12寸 |
| 下肢部 | 耻骨联合上缘至股骨内上髁上缘（髌底） | 18寸 |
| | 髌尖至内踝尖 | 15寸 |
| | 股骨大转子至腘横纹（平髌尖） | 19寸 |
| | 臀沟至横纹 | 14寸 |
| | 腘横纹（平髌尖）至外踝尖 | 16寸 |
| | 内踝尖至足底 | 3寸 |

## 手指同身寸法

手指同身寸法又叫“手指比量法”，就是将患者的手指当作准尺寸来取穴的方法。根据适用范围分为拇指同身寸法、中指同身寸法及横指同身寸法。

### 拇指同身寸法

以拇指的第一个关节的宽度为1寸，适用于四肢取穴的直寸。

### 中指同身寸法

以中指弯曲时中部关节横纹之间的距离为1寸，适用于背部取穴的横寸和四肢取穴的直寸。

### 横指同身寸法

将大拇指之外的四根手指紧紧并拢，以四根手指的宽度为3寸。适用于背部、腹部及腿部取穴的直寸。

## 体表标志取穴法

体表标志取穴法也叫自然标志取穴法，是指根据人体体表如皱纹、体表、突起等来选定穴位的方法。它分为固定标志取穴法与活动标志取穴法。

### 固定标志取穴法

人体体表分布着大量不受活动限制、固定不变的标志，如毛发、五官、指甲、乳头、肌肉隆起部位、骨节突起和凹陷部位等，根据这些固定标志寻找穴法即为固定标志取穴法。这是一种非常简便的取穴方法，可以快速、准确地选取穴位。

### 活动标志取穴法

除了固定标志，人体体表上还有很多随着相应的动作姿势而出现的、活动的标志，如肌肉的凹陷部位、关节之间的间隙、皮肤的褶皱等，根据这些活动标志取穴的方法即为活动标志取穴法。使用这种方法取穴，需要患者摆出正确的姿势和体位，难度大于固定标志取穴法。

## 简便取穴法

简便取穴法，是指取穴时结合一些简便的活动标志来取穴的方法。

### 取血海

被取穴者正坐屈膝，取穴者面对被取穴者，用手掌按在被取穴者的膝盖上，拇指尖指处即为本穴（图1–15）。

### 取风市

自然立正垂臂，股外侧中指端所指之处即为本穴（图1–16）。

### 取天府

被取穴者正坐，前臂向前伸展，头侧向靠近前臂，鼻尖正对的地方即为本穴（图1–17）。

### 取列缺

两手虎口自然平直相交，食指尖端所指处是穴（图1–18）。

### 取百会

两耳尖直上连线中点是穴（图1–19）。

### 取劳宫

半握拳，中指指尖压在掌心的第一横纹处是穴（图1–20）。

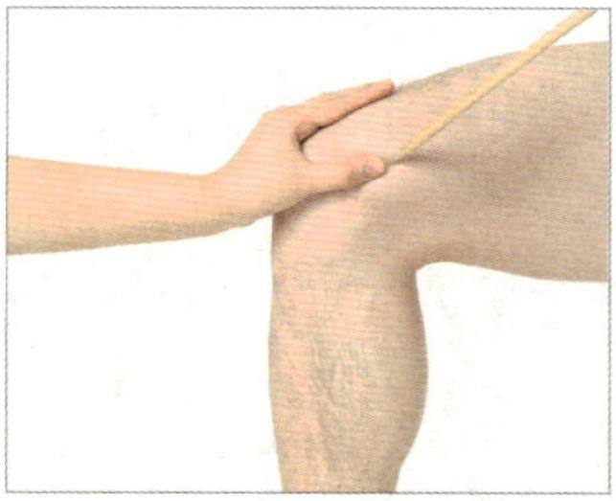

图1–15　血海简便取穴

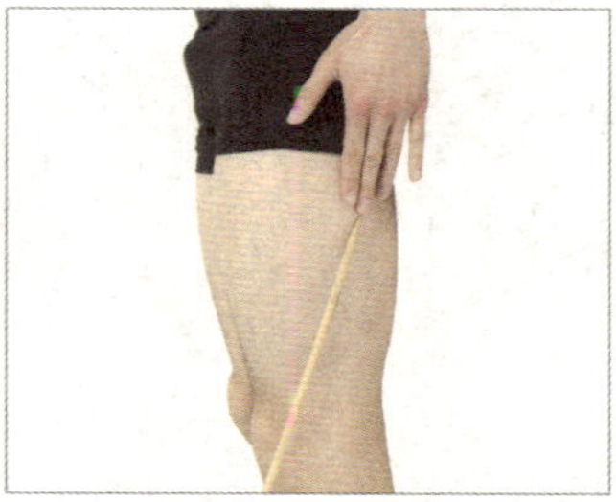

图1–16　风市简便取穴

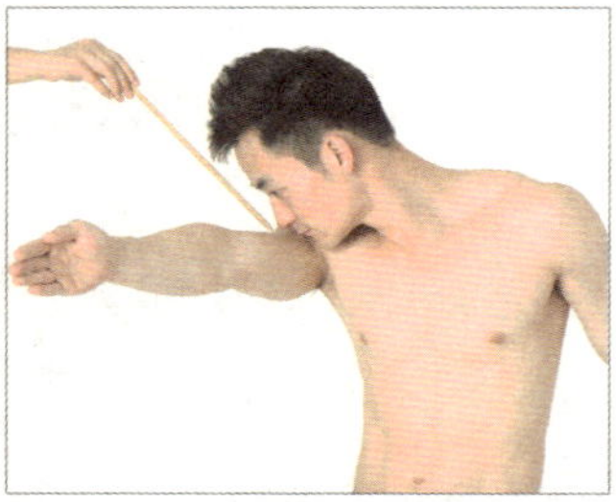

图1–17　天府简便取穴

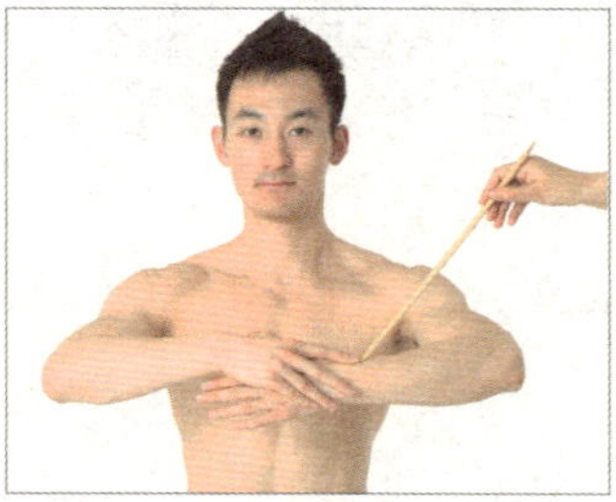

图1–18　列缺简便取穴

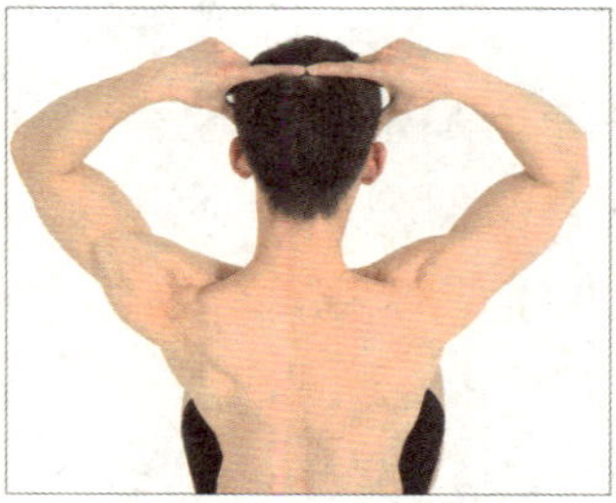

图1–19　百会简便取穴

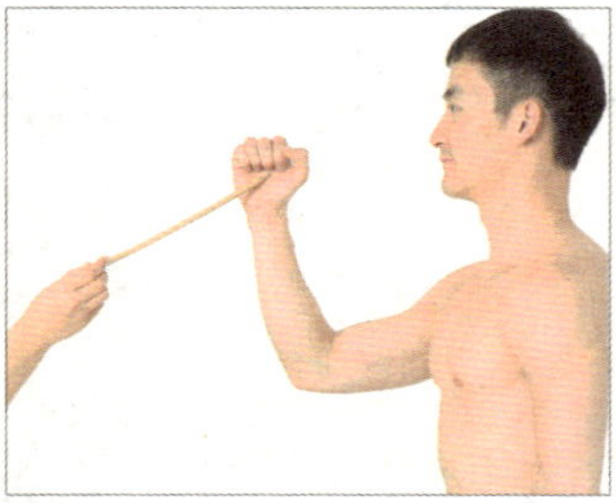

图1–20　劳宫简便取穴

# 艾灸的取穴原则及配穴方法

## 艾灸的取穴原则

艾灸疗法是通过艾灸一定的腧穴以达到治疗目的的一种治疗方法。它要想取得良好的疗效，艾灸的配穴处方必须正确。配穴处方内容广泛，选取适当的腧穴是其中一个非常重要的内容。

人的身体就像一架精密的仪器，共有362个经穴和众多的经外奇穴。针对不同的穴位进行艾灸，会取得不同的疗效。因此，要想选择合适的腧穴，制定正确的配穴处方，必须将经络、腧穴理论和临床具体实践结合起来，掌握取穴的一般原则。

艾灸取穴的原则主要有三种：远部取穴、近部取穴、随证取穴。

### 远部取穴

远部取穴是临床上运用非常广泛的一种取穴方法，是指将距离病痛较远部位的腧穴作为治疗穴位的方法。腧穴具有远治作用的特点，这一取穴原则就是根据这个特点提出来的。在具体取穴时，可以根据病症选取该病脏腑经脉的本经腧穴，也可以将其他相关经脉上的腧穴作为治疗穴位。

### 近部取穴

近部取穴是指将病痛附近或邻近部位的腧穴作为治疗穴位的方法（图1–21）。除了具有远治作用的特点，腧穴还有近治作用的特点，而近部取穴原则就是根据这个特点提出来的。

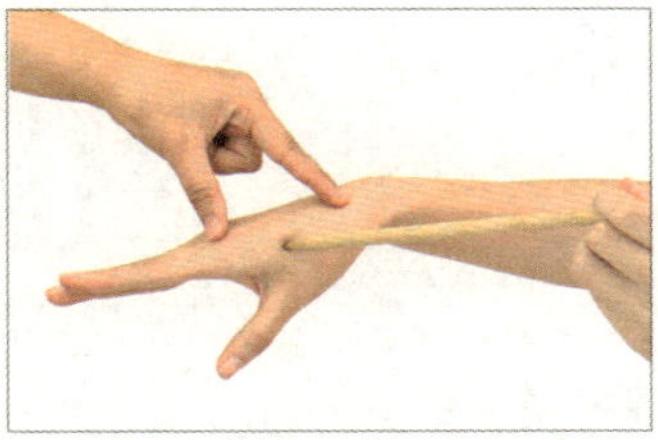

图1–21　近部取穴之合谷取穴

### 随证取穴

随证取穴也叫辨证取穴或对证取穴，是指针对某些疾病的病因或全身症状而选取腧穴的方法（图1–22）。在临床表现上，一些疾病病痛部位非常明显，一些疾病产生的疼痛局限在一定的范围内，这两类疾病可采用近部取穴和远部取穴来治疗。

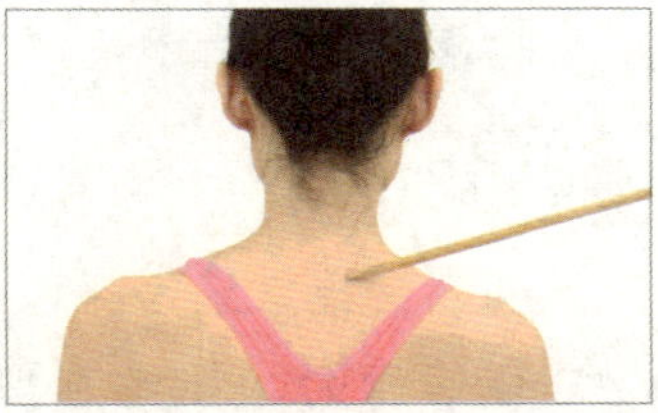

图1–22　随证取穴之大杼取穴

此外，还有很多疾病很难确定病变部位，如虚脱、失眠、昏迷等，对于这类疾病，近部取穴和远部取穴便束手无策，只有按照随证取穴的原则才能够治疗。

## 艾灸的配穴方法

配穴方法是指根据取穴原则，选取具有辅助作用的腧穴与主穴一起艾灸，以提升治疗效果的方法。合理、得当的配穴可以大大提升治疗效果，因此历代医学家对此都非常重视，并总结出大量效果明显的配穴方法。主要包括上下配穴、前后配穴、左右配穴、本经配穴、表里经配穴、同名经配穴等。

### 上下配穴法

上下配穴法是指以腰部为分界线，将腰部以上的腧穴和腰部以下的腧穴搭配起来治疗的方法。这种配穴方法在临床上广泛使用，如牙痛取合谷和内庭搭配治疗；胃病取内关、足三里配合应用。

### 前后配穴法

前后配穴法也叫腹背阴阳配穴法，是指将胸腹与腰背的腧穴搭配起来治疗的方法。此法主要用来治疗脏腑疾病。

### 左右配穴法

左右配穴法是指选取身体左右两侧的腧穴一起治疗的方法，此法可以加强协同作用，提升治疗效果。如心病取双侧心俞、内关等。

### 本经配穴法

本经配穴法是指某一个脏腑经脉发生病变时，选用该脏腑经脉的腧穴进行治疗的方法。

### 表里经配穴法

表里经配穴法以脏腑、经脉的阴阳表里配合关系作为配穴依据，当某一个脏腑经脉发生病变时，选取表里经腧穴进行治疗的方法。

### 同名经配穴法

同名经配穴法是指以手足同名经穴位搭配起来治疗的取穴方法。

在治疗时，无论选取哪种配穴方法，都要分清主次，坚持少而精的原则，将主要腧穴作为重点，搭配一些次要腧穴辅助治疗。

第2章

# 内科疾病的艾灸疗法

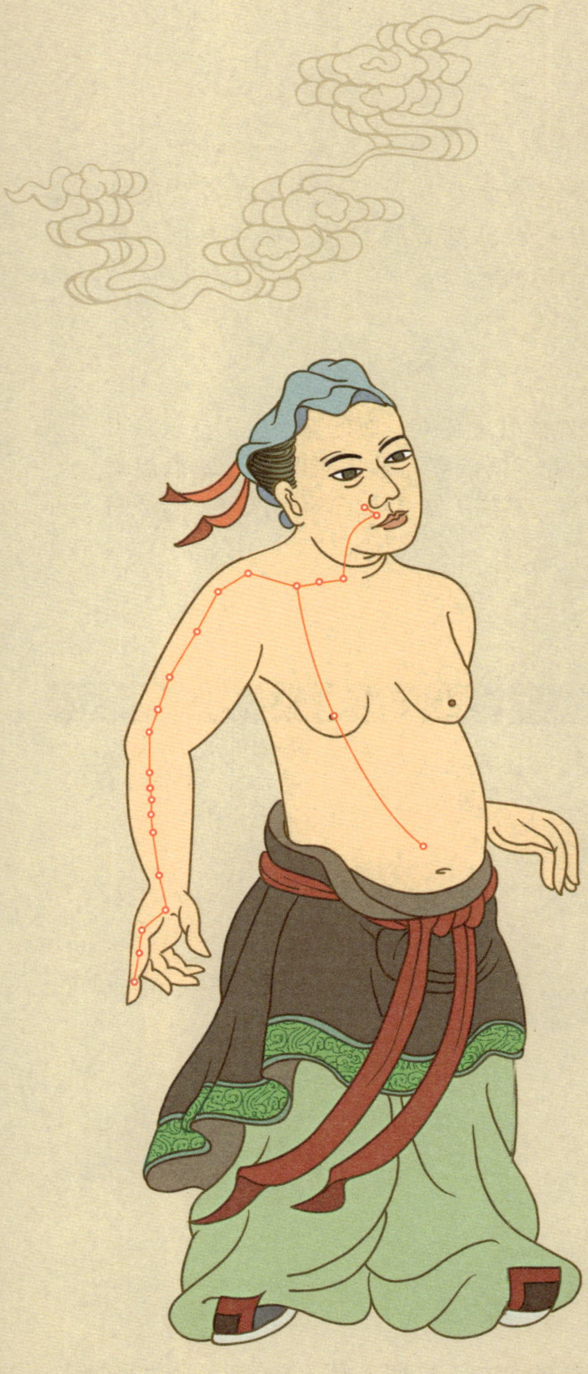

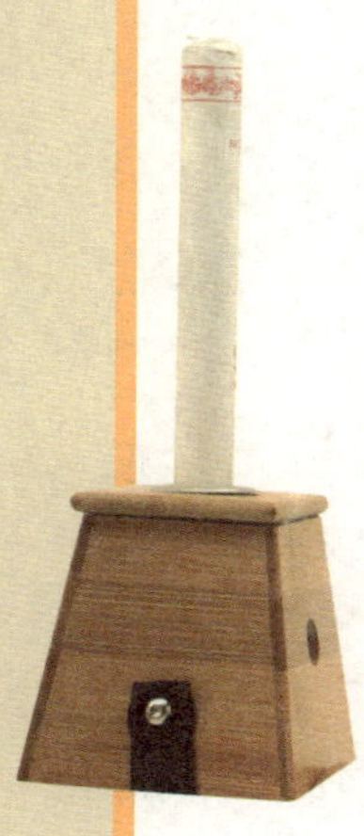

# 扁桃体炎

扁桃体炎患者有实热和虚火两种情况。艾灸疗法可以针对第一种情况祛肺胃的实热，也可以根据第二种情况祛虚火、补肺阴。

## 症状表现

扁桃体炎在急性发作期，以咽痛为主要症状，吞咽或咳嗽时加重，剧烈者可放射至耳部。本病起病急，可伴有寒战、高热（体温可达39~40℃），一般持续3~5日。

| | 灸法 | 体位 | 取穴 | 时间/数量 | 次数/疗程 |
|---|---|---|---|---|---|
| 疗法一 | 艾条回旋灸 | 坐位 | 合谷、内庭、列缺、大椎 | 每次每穴施灸15~20分钟 | 每日1次，5次为1个疗程。每个疗程间休息1日 |
| 疗法二 | 艾条温和灸 | 坐位 | 【必灸主穴】合谷、少商<br>【实火配穴】内庭、鱼际<br>【虚火配穴】太溪、行间 | 每次每穴施灸5~10分钟 | 每日1次，5次为1个疗程 |

增效简方

## 生附子敷贴方

**原料** 生附子20克。

**用法** 将生附子烘干，研成极细末，贮瓶备用。治疗时取适量加入米醋调匀成糊状。入睡前，敷贴于涌泉，盖上油纸，用胶布固定，次日早晨取下。每日1次，3次为1个疗程。

**主治** 可用于治疗化脓性扁桃体炎。

## 定位取穴方法

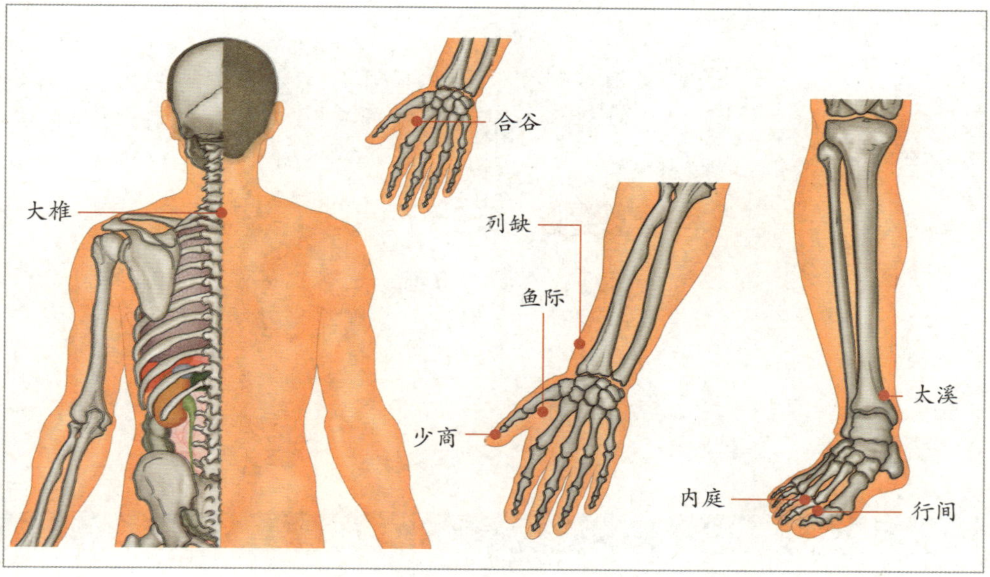


**合　谷**　在手背，第1、2掌骨间，当第2掌骨桡侧的中点处。

**内　庭**　在足背，第2、3趾间，趾蹼缘后方赤白肉际处。

**列　缺**　在前臂桡侧缘，桡骨茎突上方，腕横纹上1.5寸处。

**大　椎**　在脊柱区，后正中线上，第7颈椎棘突下凹陷中。

**少　商**　在手拇指末节桡侧，距指甲角0.1寸。

**鱼　际**　第1掌指关节后凹陷处，约在第1掌骨桡侧中点，赤白肉际处。

**太　溪**　在踝区，内踝尖与跟腱之间的凹陷中。

**行　间**　在足背，第1、2趾之间，趾蹼缘的后方赤白肉际处。

## 操作示例

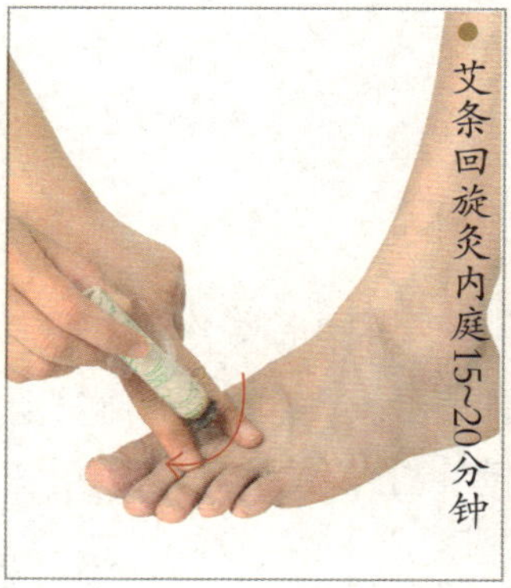


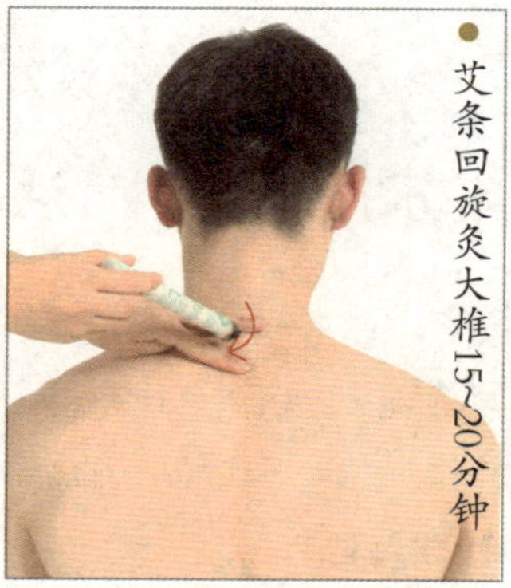


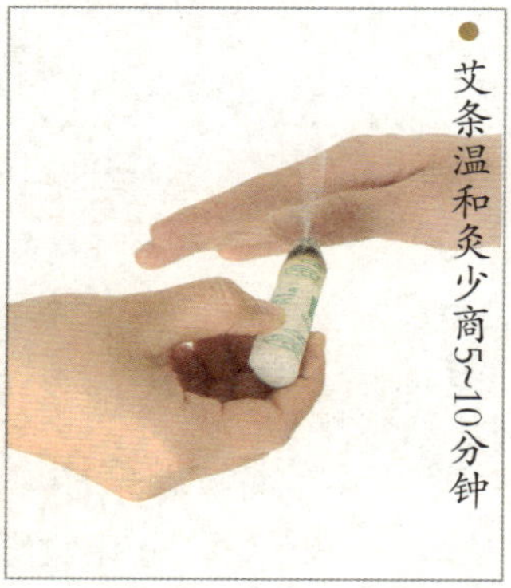

# 哮喘

哮喘是一种常见、反复发作的过敏性疾病，主要是因支气管痉挛、黏膜水肿、分泌物增多而引起支气管阻塞。哮喘症状可在瞬间突然发作，持续数小时甚至数天。

**症状表现**

喘息、气促、胸闷、咳嗽，多在夜间或凌晨发生。严重时，患者还会出现端坐呼吸、难以平卧等症状。

| | 灸法 | 体位 | 取穴 | 时间/数量 | 次数/疗程 |
|---|---|---|---|---|---|
| 疗法一 | 艾条回旋灸 | 坐位 | 天突、璇玑、膻中、定喘、肺俞 | 每次选3~5穴，每次每穴施灸5~10分钟 | 每日1次或隔日1次，5次为1个疗程 |
| 疗法二 | 艾炷隔姜灸或艾炷无瘢痕灸 | 合适体位 | 大椎、风门、曲池、定喘、肺俞、外关 | 每次选2~3穴，每次每穴施灸3~5分钟 | 每日1次，5次为1个疗程 |

增效简方

## 细吴白肉苏麻敷贴疗法

**原料** 细辛、吴茱萸、白芥子、肉桂、紫苏子、麻黄各等份。

**用法** 将细辛、吴茱萸、白芥子、肉桂、紫苏子、麻黄研末调匀；取适量加姜汁调成饼状，贴于大椎、肺俞、定喘上，每周3次。

**主治** 可有效缓解哮喘症状。

## 定位取穴方法

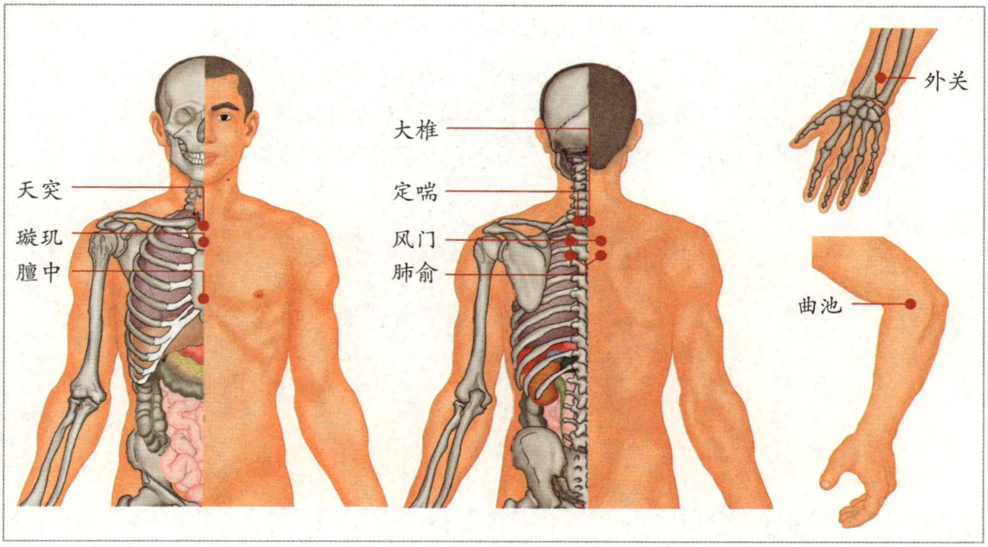


**天　突**　在颈部，前正中线上，胸骨上窝中央。

**璇　玑**　在胸部，前正中线上，天突下1寸处。

**膻　中**　在胸部，前正中线上，平第4肋间，两乳头连线的中点。

**定　喘**　在脊柱区，横平第7颈椎棘突下，后正中线旁开0.5寸处。

**肺　俞**　在背部脊柱区，第3胸椎棘突下，后正中线旁开1.5寸。

**大　椎**　在后正中线上，第7颈椎棘突下凹陷中。

**风　门**　在背部脊柱区，第2胸椎棘突下，后正中线旁开1.5寸。

**曲　池**　在肘横纹外侧端，屈肘，尺泽与肱骨外上髁连线的中点。

**外　关**　在前臂后区，腕背侧远端横纹上2寸，尺骨与桡骨间隙中点。

## 操作示例

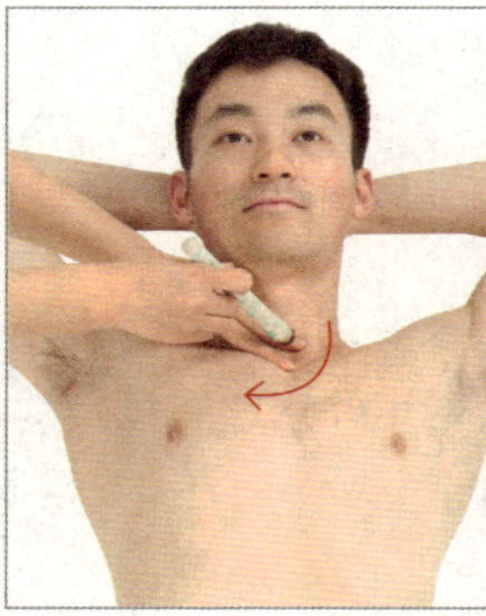
艾条回旋灸天突5~10分钟

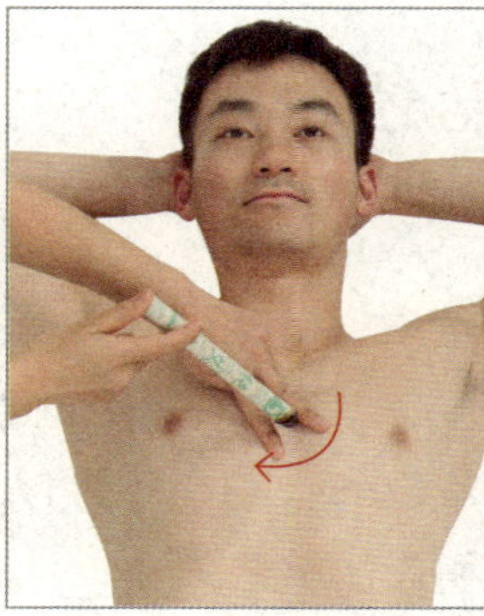
艾条回旋灸膻中5~10分钟

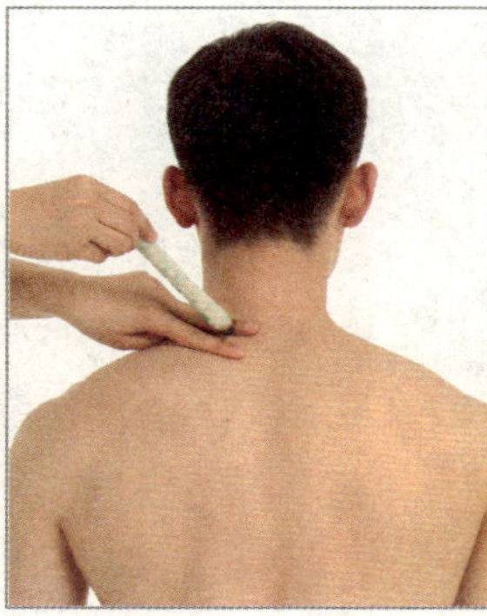
艾条温和灸定喘5~10分钟

# 肺结核

肺结核俗称痨病，为最常见的一种结核病，是由于结核分枝杆菌在肺部感染所引起，对健康危害较大的一种慢性传染病。肺结核患者大多肺阴或肾阴亏虚，或者气阴两虚，可以通过艾灸疗法提振肺气、滋阴润肺。

**症状表现**

咳嗽、吐痰、痰中有血丝、咯血、胸背疼痛、呼吸困难。

| | 灸法 | 体位 | 取穴 | 时间/数量 | 次数/疗程 |
|---|---|---|---|---|---|
| 疗法一 | 艾炷无瘢痕灸 | 合适体位 | 肺俞、肾俞、足三里、身柱 | 每次每穴施灸3~5壮 | 每日1次 |
| 疗法二 | 艾炷无瘢痕灸 | 合适体位 | 大椎、风门、身柱、肺俞、膈俞、胆俞 | 每次每穴施灸3~5壮 | 每周2次，3个月为1个疗程 |

增效简方

## 白芥子敷贴法

**原料** 白芥子适量。

**用法** 将白芥子研成细末，用时取出3克，加入米醋调成糊状，敷贴在双侧风门、肺俞、心俞、肾俞任意3个穴位上，用外用纱布固定。每4~5日换药1次，每次3小时，3个月为1个疗程。

**主治** 适用于肺阴虚引起的肺结核。

## 定位取穴方法

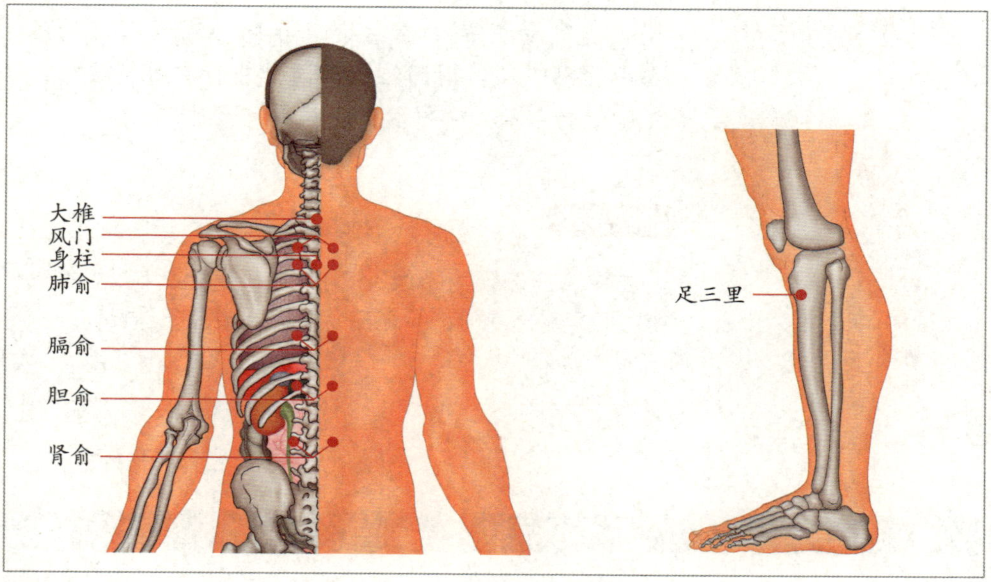


**肺　俞**　在背部脊柱区，第3胸椎棘突下，后正中线旁开1.5寸。

**肾　俞**　在腰部，第2腰椎棘突下，后正中线旁开1.5寸。

**足三里**　在小腿外侧，犊鼻下3寸，犊鼻与解溪连线上。

**身　柱**　在背部脊柱区，后正中线上，第3胸椎棘突下凹陷中。

**大　椎**　在后正中线上，第7颈椎棘突下凹陷中。

**风　门**　在背部脊柱区，第2胸椎棘突下，后正中线旁开1.5寸。

**膈　俞**　在背部脊柱区，第7胸椎棘突下，后正中线旁开1.5寸。

**胆　俞**　在背部脊柱区，第10胸椎棘突下，后正中线旁开1.5寸。

## 操作示例

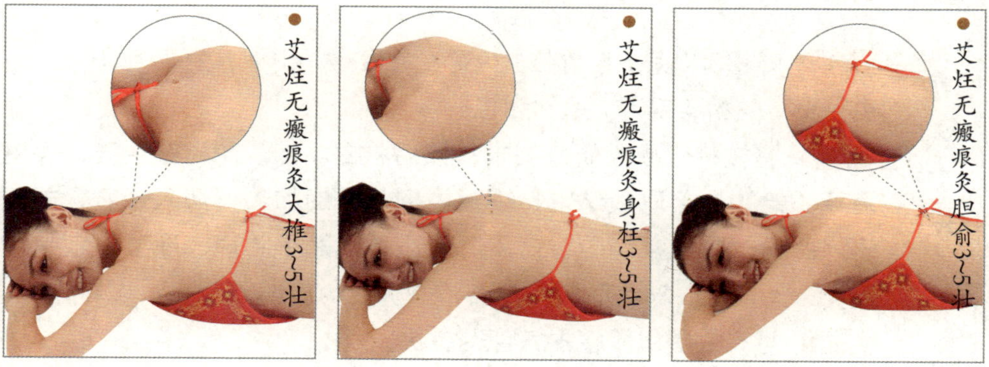

# 慢性支气管炎

慢性支气管炎是由于感染或非感染因素引起的气管、支气管黏膜及其周围组织的慢性非特异性炎症。此病多发于中老年人，50岁以上发病率可高达13%。

## 症状表现

主要临床表现为持续3个月以上，甚至2年以上的咳嗽、咳痰或气喘等。早期症状轻微，多在冬季发作；晚期症状加重。

| | 灸法 | 体位 | 取穴 | 时间/数量 | 次数/疗程 |
|---|---|---|---|---|---|
| 疗法一 | 艾条温和灸 | 合适体位 | 大椎、风门、大杼、肺俞 | 每次每穴灸15~20分钟 | 每日1~2次，10日为1个疗程 |
| 疗法二 | 艾炷隔姜灸 | 俯卧位 | 肺俞 | 每次灸5~7壮，以局部出现潮红为宜 | 每日1~2次 |

增效简方

## 蜂蜜核桃仁敷贴法

**原料** 蜂蜜300克，核桃仁100克，白胡椒、川椒、生姜各50克，冬虫夏草、蛤蚧各30克，香油20克。

**用法** 将核桃仁单独研成细末；然后将白胡椒、川椒、生姜、冬虫夏草、蛤蚧一起研成细末；铁锅中倒入香油加热，加入蜂蜜，放入研好的粉末，搅拌均匀，需用时取适量敷贴于肺俞、廉泉、定喘、天突、涌泉上。24小时换药1次，7次为1个疗程。

**主治** 可有效缓解慢性支气管炎症状。

## 定位取穴方法

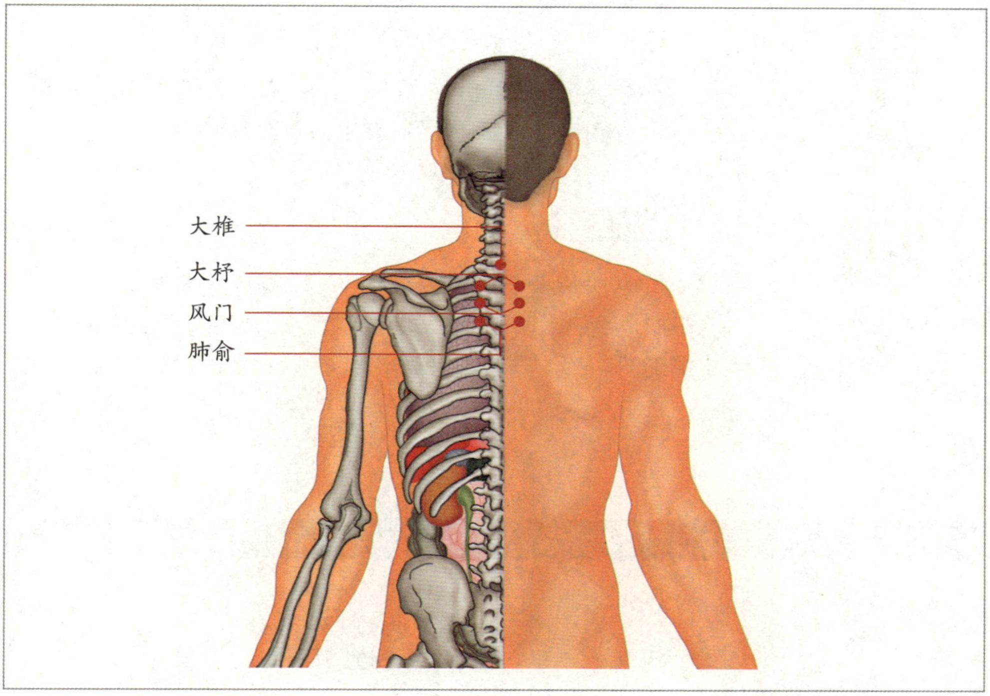


**大　椎**　在背部，后正中线上，第7颈椎棘突下凹陷中。

**风　门**　在背部脊柱区，第2胸椎棘突下，后正中线旁开1.5寸。

**大　杼**　在背部脊柱区，第1胸椎棘突下，后正中线旁开1.5寸。

**肺　俞**　在背部脊柱区，第3胸椎棘突下，后正中线旁开1.5寸。

## 操作示例

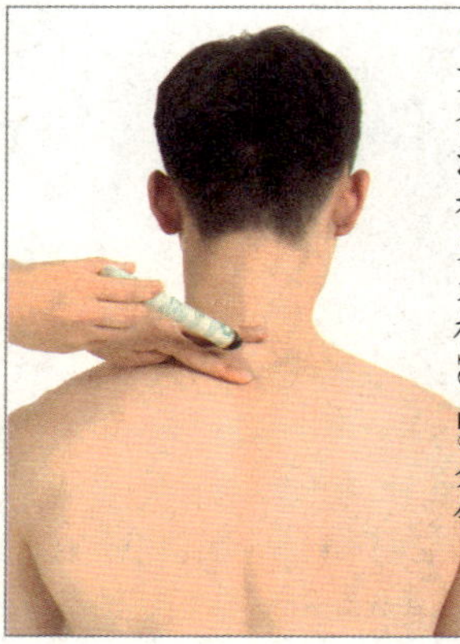

艾条温和灸大椎15~20分钟

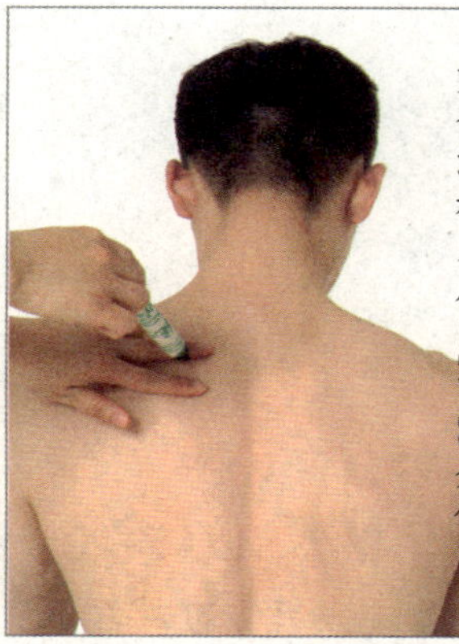

艾条温和灸风门10~15分钟

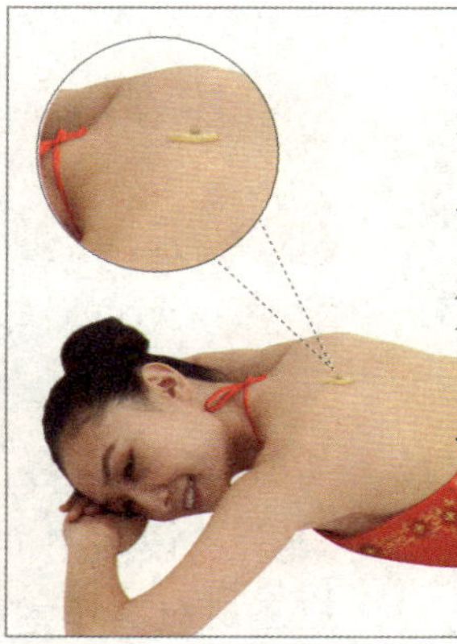

艾炷隔姜灸肺俞5~7壮

# 慢性咽炎

慢性咽炎是以自觉咽喉中有异物感，但不影响饮食的病症。多因情志不畅、肝气郁结或乘脾犯胃，使津液不得输布，凝结成痰，痰气结于咽喉所致。

## 症状表现

临床表现为咽部发干、有异物感或轻度疼痛、干咳、恶心，咽部充血呈暗红色、咽后壁可见淋巴滤泡等。

| | 灸法 | 体位 | 取穴 | 时间/数量 | 次数/疗程 |
|---|---|---|---|---|---|
| 疗法一 | 艾条温和灸 | 坐位 | 涌泉 | 施灸时间为15~30分钟，以感觉温热且皮肤潮红为度 | 每日1次，1周为1个疗程 |
| 疗法二 | 艾条温和灸 | 合适体位 | 大椎、颈夹脊、天突 | 每次每穴施灸20分钟左右 | 每日1次，1周为1个疗程 |

增效简方

## 拔罐疗法

**选穴** 尺泽、曲池、膻中。

**配穴** 太冲、丰隆、内关。

**体位** 俯卧位。

**所需器具** 火罐、三棱针。

**操作** 拔膻中，采用留罐法，以15~20分钟为度，每日1次。曲池、尺泽可以采用常规拔罐法，且宜在拔罐后配合针刺。

## 定位取穴方法

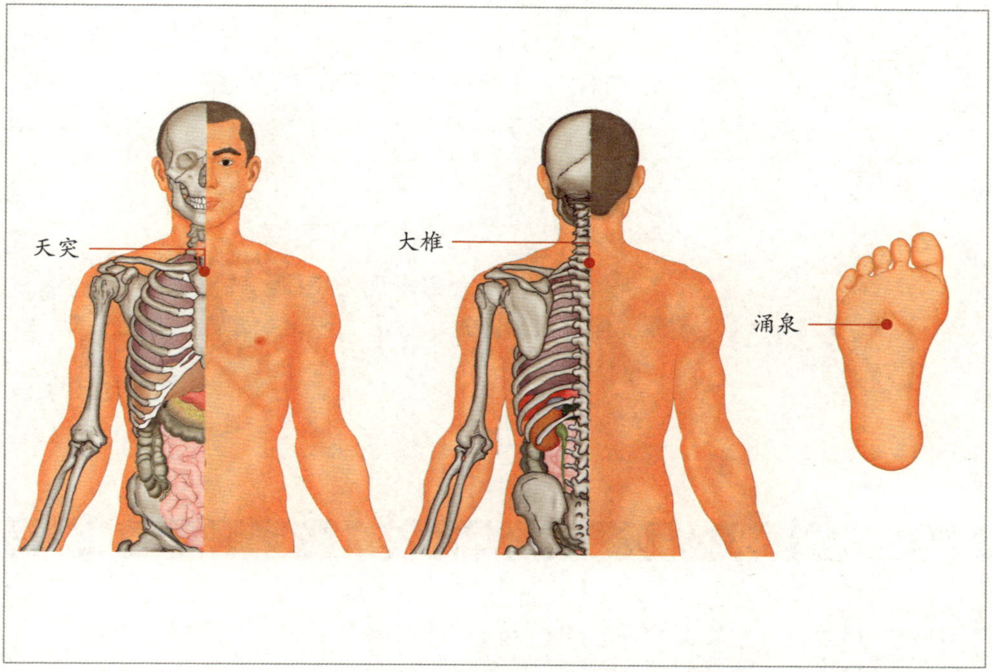


**涌　泉**　在足底，屈足卷趾时足心最凹陷中。

**大　椎**　在后正中线上，第7颈椎棘突下凹陷中。

**天　突**　在颈部，前正中线上，胸骨上窝中央。

## 操作示例

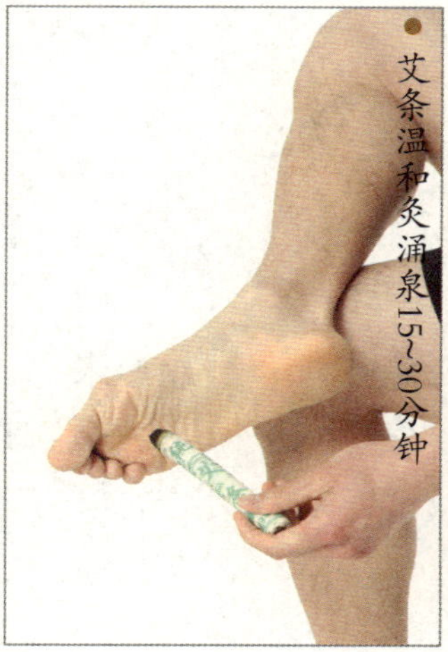


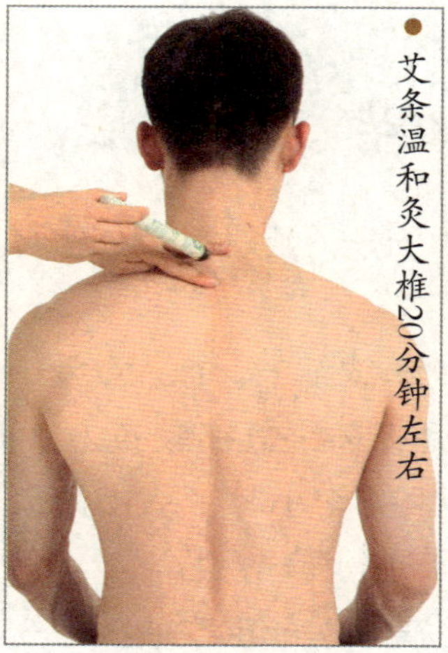


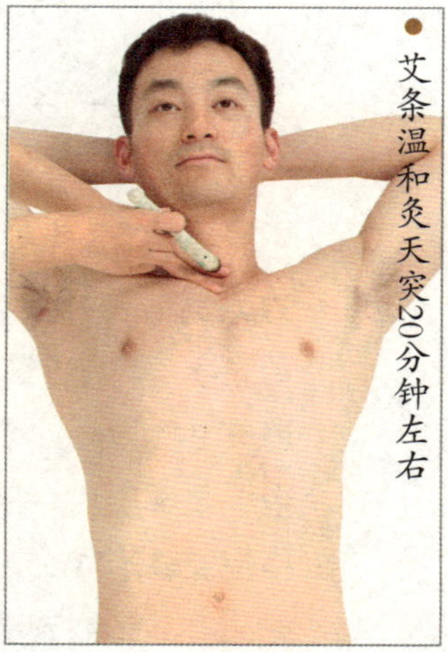

# 慢性胃炎

慢性胃炎多由于脾阳不足、情志不舒、胃阴损伤、肝郁气滞所致。艾灸疗法可温阳暖胃、疏肝理气、滋阴止痛，有助于改善症状。

**症状表现**

进食后，上腹部多出现无规律的阵发性或持续性疼痛，伴有食欲减退、恶心、呕吐、泛酸、腹胀、消瘦、贫血等。

| | 灸法 | 体位 | 取穴 | 时间/数量 | 次数/疗程 |
|---|---|---|---|---|---|
| 疗法一 | 艾炷无瘢痕灸 | 合适体位 | 中脘、足三里、胃俞 | 每次每穴施灸5壮 | 每日1次，10次为1个疗程 |
| 疗法二 | 艾炷隔姜灸 | 合适体位 | 中脘、脾俞、胃俞、气海、足三里 | 每次每穴施灸5~7壮 | 每日1次或隔日1次，10次为1个疗程，每个疗程之间休息5日 |

增效简方

## 白芥子细辛敷贴疗法

**原料** 将白芥子、细辛、延胡索、生附子、生甘遂按4∶3∶1∶1∶1的比例准备好。

**用法** 将上述药材研成细末，加入姜汁、蜂蜜调匀，做成1厘米×1厘米的饼状；然后将药饼放在胶布上，敷贴于中脘、足三里、脾俞、肾俞上。每次2~3个小时，每10日1次，7次为1个疗程，1个疗程完结束停1次，再进行下一疗程。

**主治** 对治疗慢性胃炎有一定效果。

## 定位取穴方法

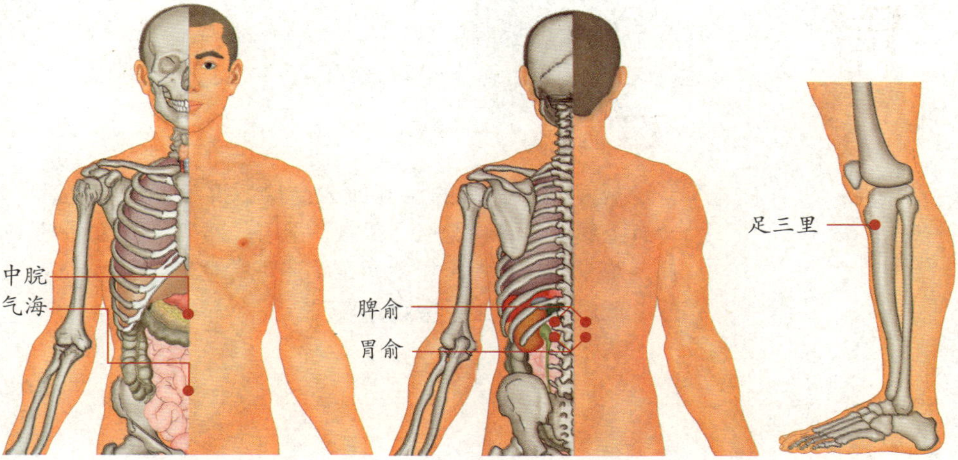


**中　脘**　在上腹部，前正中线上，脐中上4寸。

**足三里**　在小腿外侧，犊鼻下3寸，犊鼻与解溪连线上。

**胃　俞**　在背部脊柱区，第12胸椎棘突下，后正中线旁开1.5寸。

**脾　俞**　在背部脊柱区，第11胸椎棘突下，后正中线旁开1.5寸。

**气　海**　在下腹部，前正中线上，脐中下1.5寸。

## 操作示例

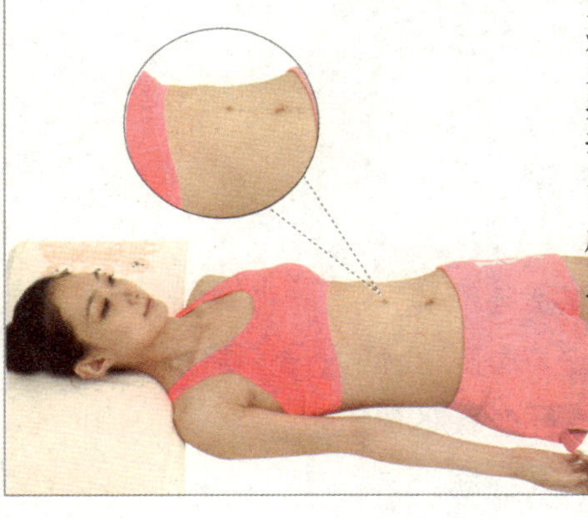

艾炷无瘢痕灸中脘5壮

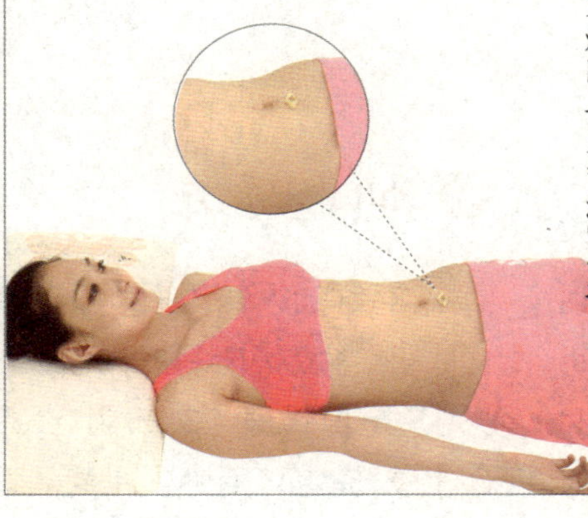

艾炷隔姜灸气海5~7壮

# 胃下垂

胃下垂是指站立时，胃的下缘垂至盆腔、胃小弯弧线的最低点降至髂嵴连线以下。胃下垂患者可通过按摩、刮痧、拔罐、艾灸、敷贴来调理，既缓解了病痛，又可以避免药物的副作用。

## 症状表现

轻度胃下垂有的没有什么症状，胃下垂较明显时会有上腹不适、易饱胀、厌食、恶心、嗳气、便秘、胃痛、腹胀等症状。严重的胃下垂还可有眩晕、乏力、心悸、低血压、站立性昏厥等表现。

| | 灸法 | 体位 | 取穴 | 时间/数量 | 次数/疗程 |
|---|---|---|---|---|---|
| 疗法一 | 艾条温和灸 | 合适体位 | 百会、足三里、梁门、中脘、关元 | 每次选2~3个穴位，每穴施灸10分钟 | 每日1次，灸至胃复位为止 |
| 疗法二 | 艾条温和灸 | 合适体位 | 【第一组穴位】提胃、足三里、中脘、章门<br>【第二组穴位】提胃、三阴交、胃俞、脾俞 | 每次1组，每组每穴灸10~15分钟 | 每日1次，10次为1个疗程 |

增效简方

## 仙人球方

**原料** 鲜仙人球（去刺）50克，瘦猪肉35克。

**用法** 将瘦猪肉剁成肉饼后，与洗净切碎的仙人球一起煮熟。每日1剂，睡前顿服。30日为1个疗程，可连服2~3个月。

**功效** 健胃，消肿，止痛。适用于胃下垂。

## 定位取穴方法

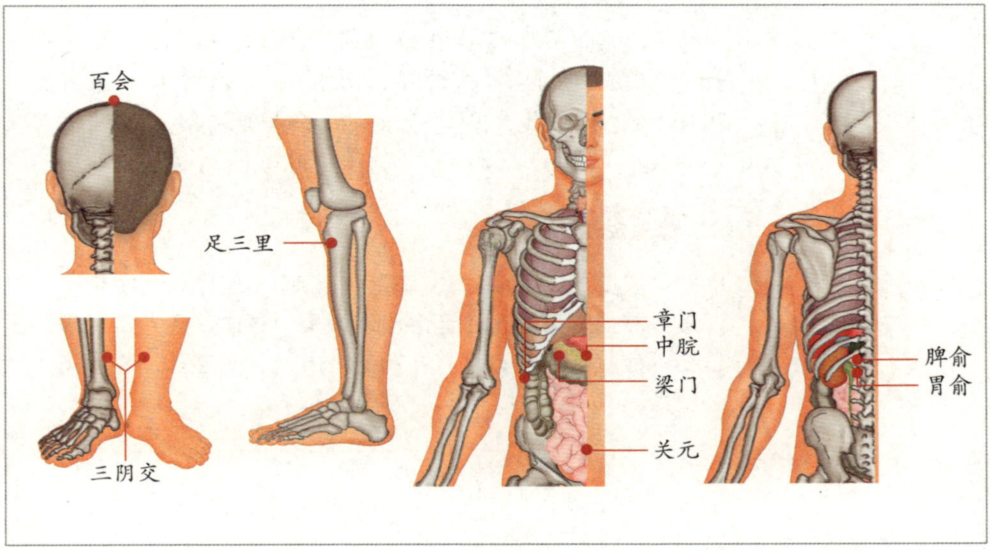


**百　会**　在头部，前发际正中直上5寸。

**足三里**　在小腿外侧，犊鼻下3寸，犊鼻与解溪连线上。

**梁　门**　在上腹部，脐中上4寸，前正中线旁开2寸。

**中　脘**　在上腹部，脐中上4寸，前正中线上。

**关　元**　在下腹部，脐中下3寸，前正中线上。

**章　门**　在侧腹部，第11肋游离端的下方处。

**三阴交**　在小腿内侧，内踝尖上3寸，胫骨内侧缘后际。

**胃　俞**　在背部脊柱区，第12胸椎棘突下，后正中线旁开1.5寸。

**脾　俞**　在背部脊柱区，第11胸椎棘突下，后正中线旁开1.5寸。

## 操作示例

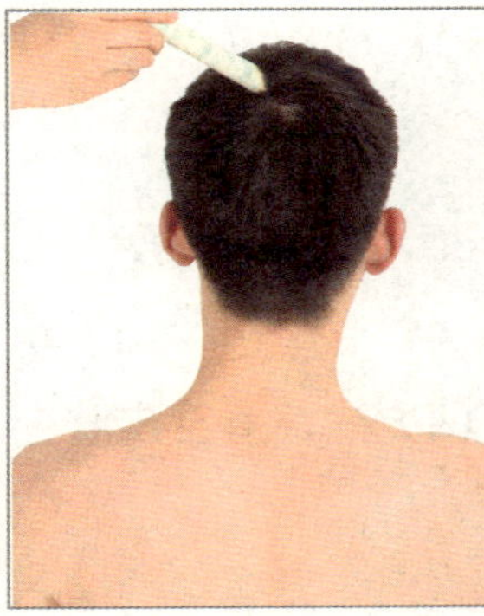

艾条温和灸百会10分钟

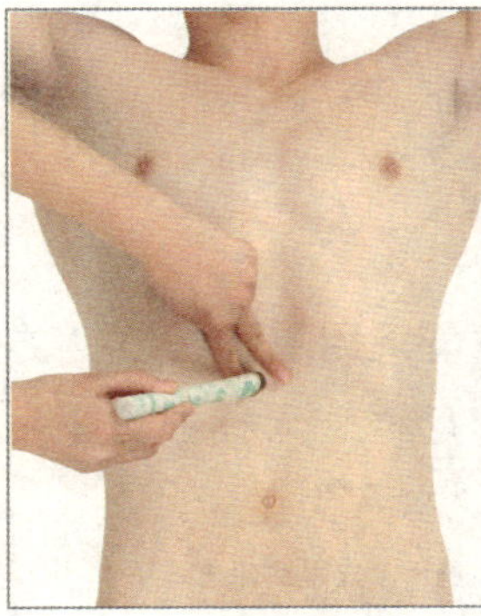

艾条温和灸中脘10~15分钟

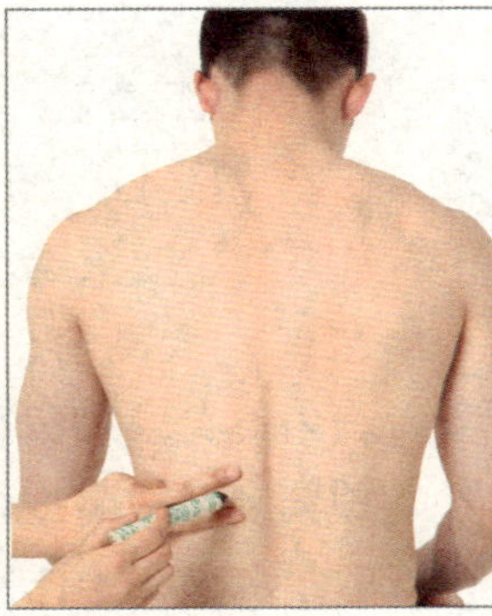

艾条温和灸胃俞10~15分钟

# 慢性结肠炎

本病是常见的肠道功能紊乱性疾病，其功能障碍表现为左下腹阵发性绞痛，且排便次数增加，伴有腹胀和排便不畅感。多见于20~50岁的青壮年，女性略多于男性。

## 症状表现

临床表现为腹痛、腹泻、肠鸣、下坠、大便带黏液或脓血。有的患者还会出现消瘦、贫血、乏力甚至虚弱等症状。严重者常并发肠道大出血、肠穿孔，甚至癌变等。

| | 灸法 | 体位 | 取穴 | 时间/数量 | 次数/疗程 |
|---|---|---|---|---|---|
| 疗法 | 艾炷无瘢痕灸 | 合适体位 | 上巨虚、气海、中脘、天枢 | 每次选取3个穴位，每次每穴5壮 | 每日1次，10次为1个疗程 |

增效简方

## 拔罐疗法

**选穴** 阳陵泉、大肠俞、天枢。

**体位** 坐位、俯卧位。

**所需器具** 火罐。

**操作** 大肠俞、阳陵泉采用单纯拔罐的方法，留罐10~15分钟，每日2~3次，10日为1个疗程。天枢亦可采用闪罐的方法，直至皮肤变成紫黑色或者罐内出现水汽为止。

**特别注意** 治疗期间保持心情舒畅。

## 定位取穴方法

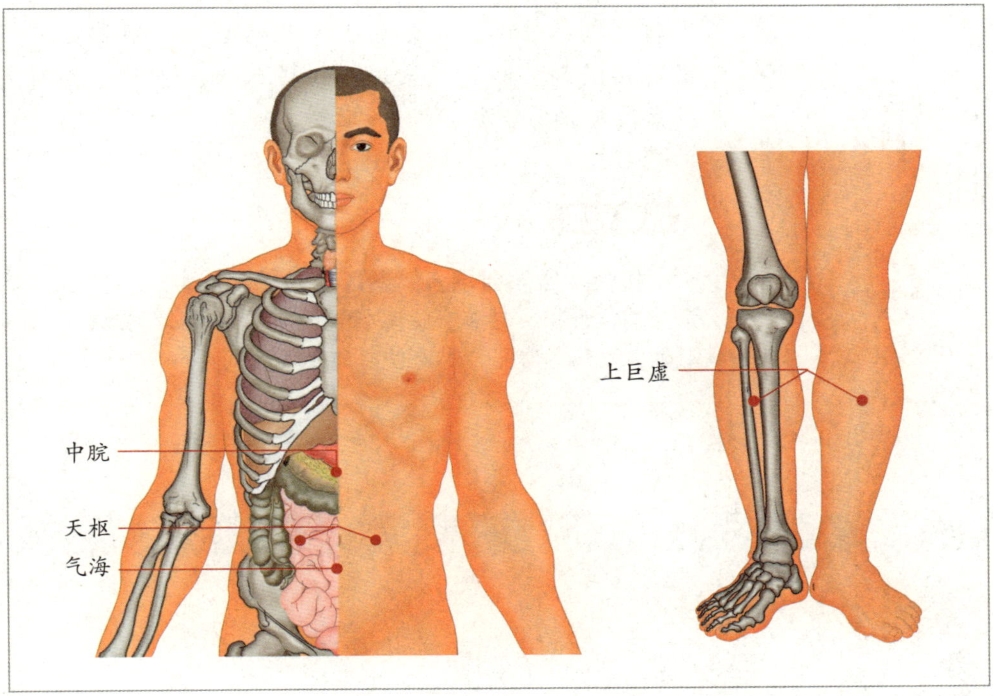


**上巨虚**　在小腿外侧，犊鼻下6寸，与解溪连线上。

**气　海**　在下腹部，前正中线上，脐中下1.5寸。

**中　脘**　在上腹部，前正中线上，脐中上4寸。

**天　枢**　在上腹部，横平脐中，前正中线旁开2寸。

## 操作示例

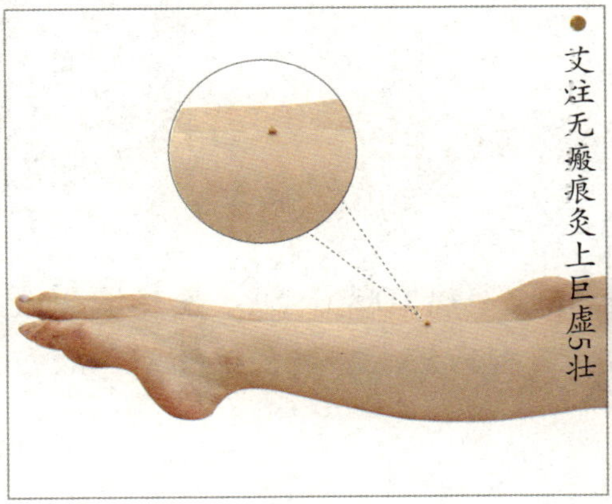


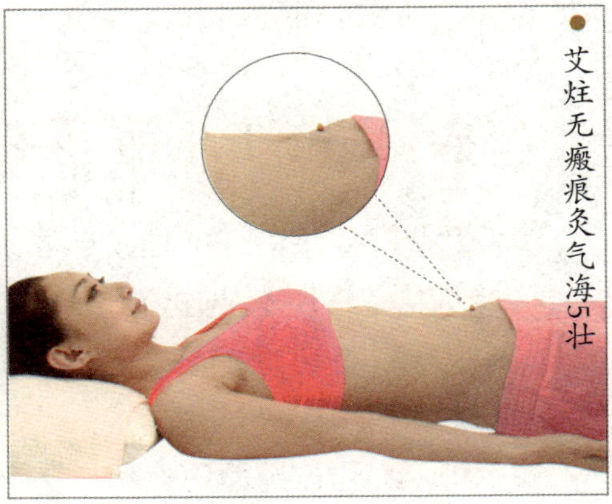

# 腹泻

腹泻也称泄泻，是临床上常见的症状。通常腹泻是很多疾病的一种共同表现。中医认为，腹泻主要由于湿盛与脾胃功能失调所致。

## 症状表现

排便次数明显增多、粪质清稀、水分增加，甚至含未消化食物或黏液。腹泻可伴有排便急迫感、失禁、呕吐、发热、腹胀、黏液便、血便等症状。

| | 灸法 | 体位 | 取穴 | 时间/数量 | 次数/疗程 |
|---|---|---|---|---|---|
| 疗法一 | 艾条温和灸 | 坐位 | 天枢、神阙、合谷、大横、大肠俞 | 每次每穴施灸15~30分钟 | 每日1~2次 |
| 疗法二 | 艾炷隔姜灸 | 合适体位 | 脾俞、胃俞、大肠俞、关元俞、中脘、天枢 | 每次每穴施灸3~7壮 | 每日1次或隔日1次。10次为1个疗程。每个疗程间隔5日 |

增效简方

## 吴肉丁木香薄荷敷贴疗法

**原料** 吴茱萸、肉桂、丁香、木香、薄荷各适量。

**用法** 将所有药材研成细末；每次取出10克，加入姜汁调匀成糊状；将药糊炒热，敷于中脘、脾俞穴位上，盖上纱布，用胶布固定。

**主治** 可改善腹泻症状。

## 定位取穴方法

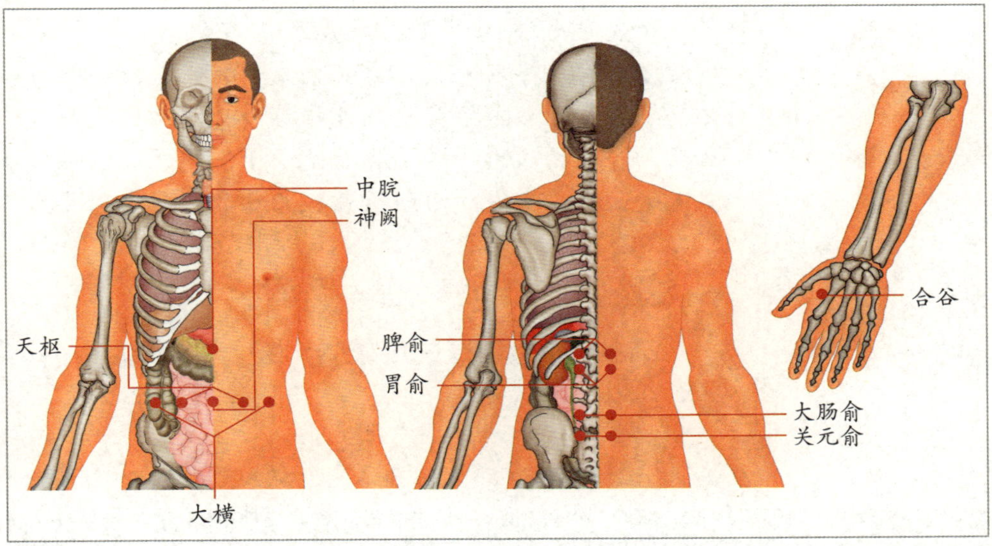


**天　枢**　在腹部，横平脐中，前正中线旁开2寸。

**神　阙**　在上腹部，脐中央。

**合　谷**　在手背，第1、2掌骨间，第2掌骨桡侧的中点处。

**大　横**　在上腹部，脐中旁开4寸。

**大肠俞**　在背部脊柱区，第4腰椎棘突下，后正中线旁开1.5寸。

**脾　俞**　在背部脊柱区，第11胸椎棘突下，后正中线旁开1.5寸。

**胃　俞**　在背部脊柱区，第12胸椎棘突下，后正中线旁开1.5寸。

**关元俞**　在腰部，第5腰椎棘突下，后正中线旁开1.5寸。

**中　脘**　在上腹部，前正中线上，脐中上4寸。

## 操作示例

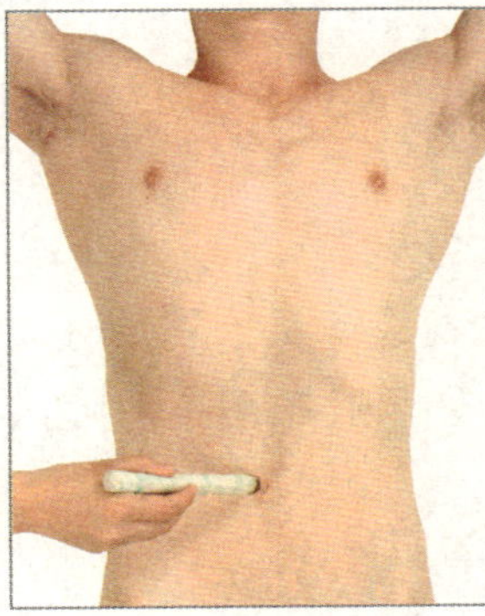

艾条温和灸神阙15~30分钟

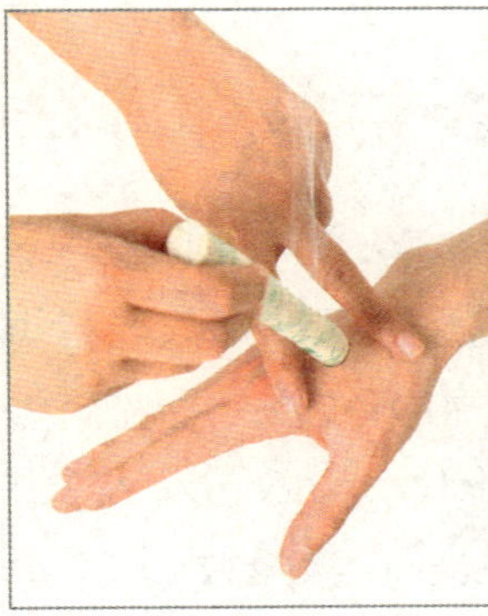

艾条温和灸合谷15~30分钟

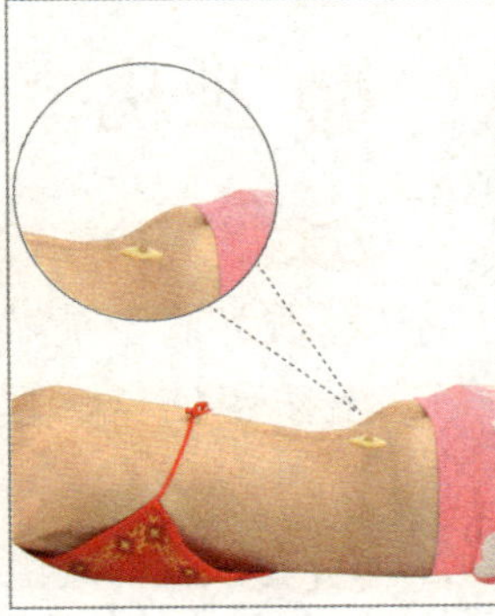

艾炷隔姜灸关元俞3~7壮

# 慢性肝炎

肝炎是肝脏的炎症，致病原因有很多种。根据病因可分为病毒性肝炎、自身免疫性肝炎、酒精性肝炎、药物性肝炎。按其发病过程可分为急性肝炎和慢性肝炎。中医认为，慢性肝炎是由于正气虚弱、病邪侵体导致的，艾灸疗法则通过扶正祛邪，提高免疫力进而促进康复。

**症状表现**

面黄、食欲减退、乏力、腹泻、腹胀、肝区疼痛等。

| | 灸法 | 体位 | 取穴 | 时间/数量 | 次数/疗程 |
|---|---|---|---|---|---|
| 疗法一 | 艾条温和灸 | 合适体位 | 肝俞、脾俞、足三里、三阴交 | 每次每穴施灸10~15分钟 | 每日1次，3个月为1个疗程 |
| 疗法二 | 艾炷无瘢痕灸 | 合适体位 | 膈俞、肝俞、脾俞、承满、期门、天枢、足三里 | 每次取2~3个穴位，每次每穴施灸3~5壮 | 隔日灸1次，10次为1个疗程 |

**增效简方**

## 生桃仁苦杏仁敷贴疗法

**原料** 生桃仁、苦杏仁各50克，生栀子、桑椹各25克。

**用法** 将上述药材捣烂成泥，加入米醋调匀，制成膏状；需要时取出药膏15克，敷贴于神阙穴位上，盖上纱布，外用胶布固定。隔日换药1次，7次为1个疗程。

**主治** 对辅助治疗肝炎有很好的效果。

## 定位取穴方法

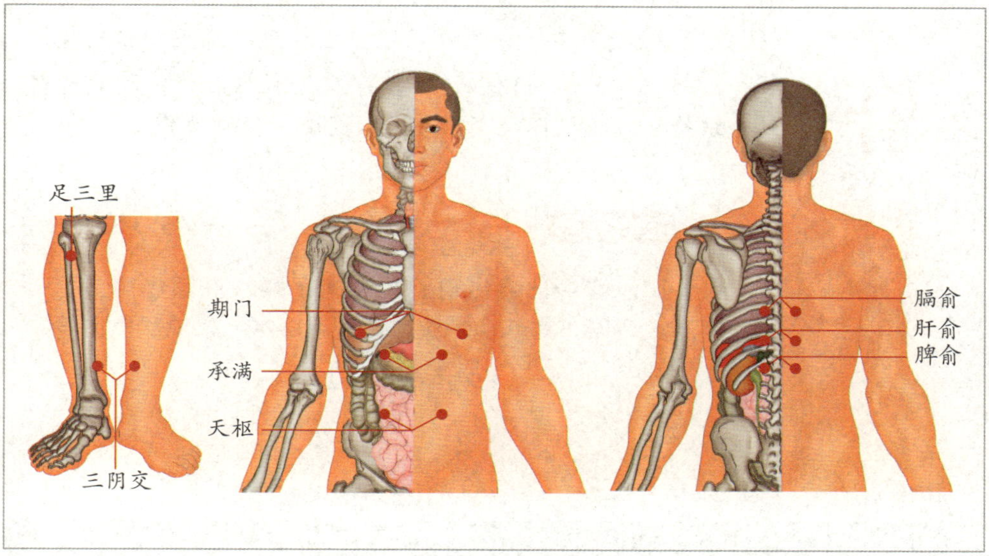


**肝　俞**　在背部脊柱区，第9胸椎棘突下，后正中线旁开1.5寸。

**脾　俞**　在背部脊柱区，第11胸椎棘突下，后正中线旁开1.5寸。

**足三里**　在小腿外侧，犊鼻下3寸，犊鼻与解溪连线上。

**三阴交**　在小腿内侧，内踝尖上3寸，胫骨内侧缘后际。

**膈　俞**　在背部脊柱区，第7胸椎棘突下，后正中线旁开1.5寸。

**承　满**　在上腹部，脐中上5寸，前正中线旁开2寸。

**期　门**　在胸部，第6肋间隙，前正中线旁开4寸。

**天　枢**　在腹部，横平脐中，前正中线旁开2寸。

## 操作示例

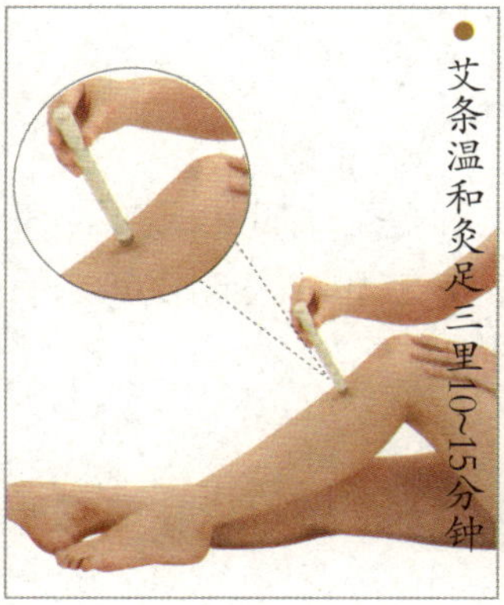


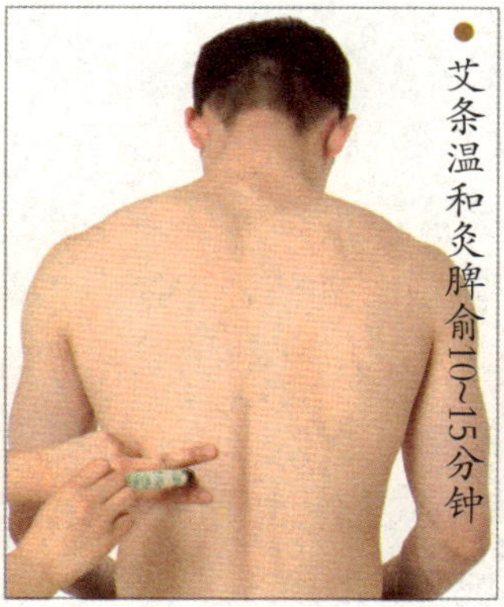


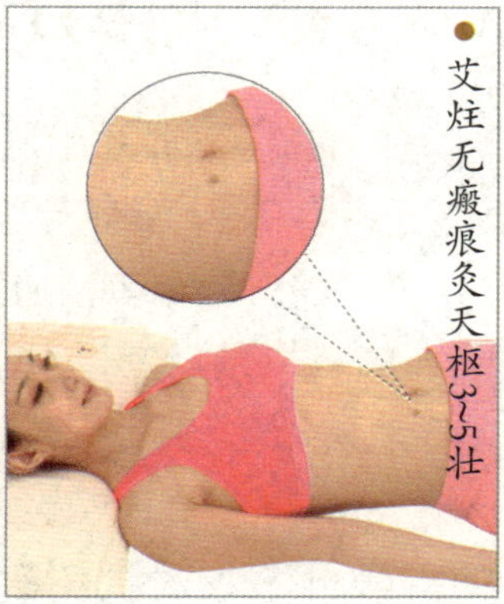

# 肝硬化

肝硬化是肝细胞弥漫性变性坏死、纤维组织增生和肝细胞结节状再生，三种改变反复交错进行，使肝小叶结构和血液循环改变而导致肝变形、变硬所致。

**症状表现**

患者一般会出现脸色晦暗干燥、肝区疼痛、肝掌、黄疸、蜘蛛痣、腹部发胀、腹水、柏油状黑便等症状。

| | 灸法 | 体位 | 取穴 | 时间/数量 | 次数/疗程 |
|---|---|---|---|---|---|
| 疗法一 | 艾条温和灸 | 合适体位 | 关元、命门、上髎、次髎 | 每次每穴施灸20~30分钟 | 每日1~2次，10次为1个疗程 |
| 疗法二 | 艾炷无瘢痕灸 | 合适体位 | 膈俞、肝俞、章门、阴包 | 每次每穴施灸5~7壮 | 隔日1次，10次为1个疗程。每个疗程之间休息7日 |

增效简方

## 拔罐疗法

**选穴** 曲泉、肝俞、胆俞、章门、关元。

**配穴** 兼有肾虚者，加肾俞、太溪；消化不良者，加足三里、中脘；口苦者，加阳陵泉、期门、中脘、内关、足三里、三阴交等。

**体位** 俯卧位、坐位。

**所需器具** 火罐。

**操作** 每次选2~3个穴位，如可先选用曲泉、章门进行操作，用常规拔罐法，留罐10~15分钟。

## 定位取穴方法

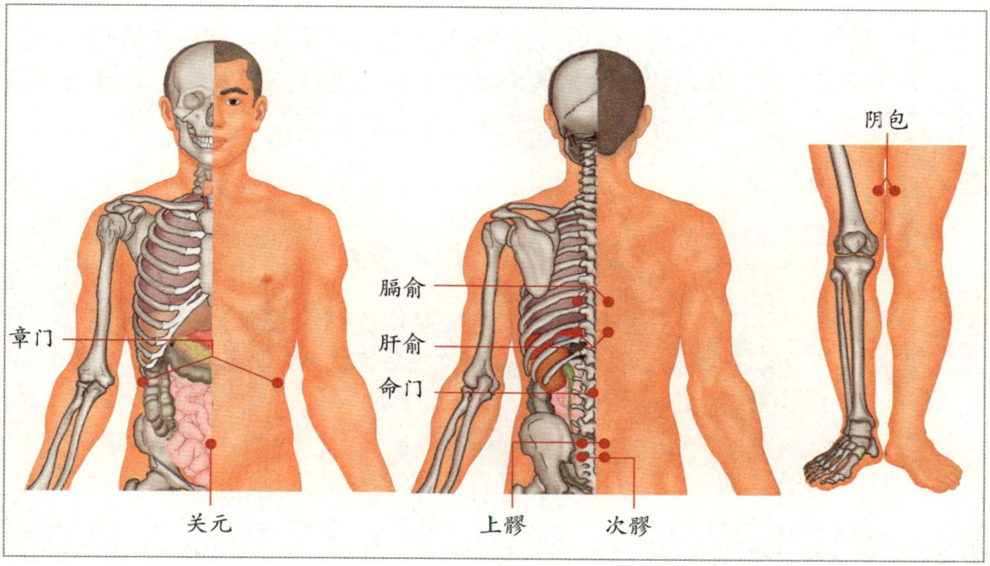


**关　元**　在下腹部，前正中线上，脐中下3寸。
**命　门**　在腰部，后正中线上，第2腰椎棘突下凹陷中。
**上　髎**　在骶部，正对第1骶后孔中。
**次　髎**　在骶部，正对第2骶后孔中。
**膈　俞**　在背部脊柱区，第7胸椎棘突下，后正中线旁开1.5寸。
**肝　俞**　在背部脊柱区，第9胸椎棘突下，后正中线旁开1.5寸。
**章　门**　在侧腹部，第11肋游离端的下方处。
**阴　包**　在股内侧，髌底上4寸，骨薄肌与缝匠肌之间。

## 操作示例

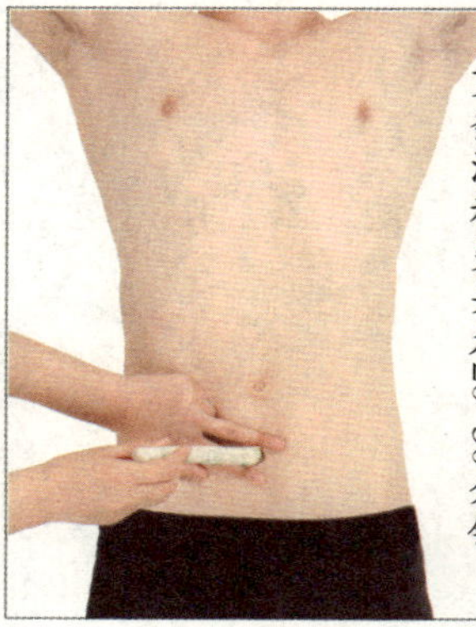

艾条温和灸关元20~30分钟

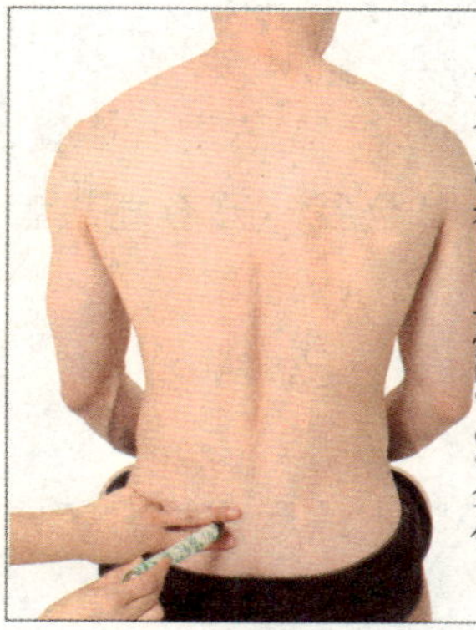

艾条温和灸上髎20~30分钟

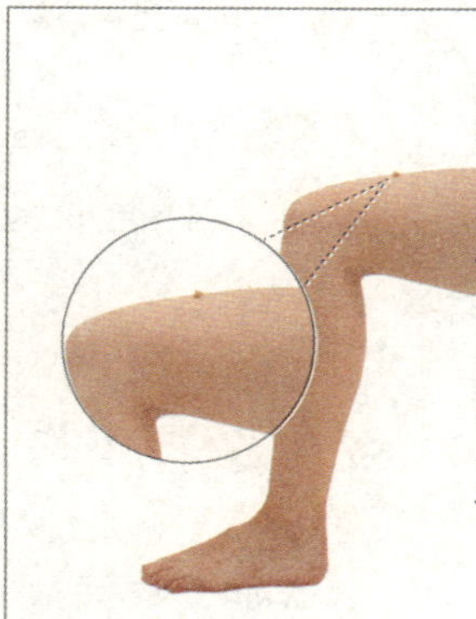

艾炷无瘢痕灸阴包5~7壮

# 慢性胆囊炎

慢性胆囊炎是一种常见病。主要表现为餐后出现反复发作性右上腹疼痛，并向右肩胛下区放射，持续时间长，并伴有恶心、呕吐等症状。

## 症状表现

主要症状有右上腹部隐痛、腹胀、嗳气、恶心等，尤其在进食油腻食物后症状更为明显。

| | 灸法 | 体位 | 取穴 | 时间/数量 | 次数/疗程 |
|---|---|---|---|---|---|
| 疗法 | 艾条温和灸 | 合适体位 | 胆俞、胆囊、肝俞、中脘 | 每次每穴施灸15~20分钟 | 每日1次，10次为1个疗程 |

增效简方

## 拔罐疗法

**选穴** 胆俞、日月、中脘、足三里、胆囊、阳陵泉。

**配穴** 伴有绞痛者，加合谷；兼有高热者，加曲池；兼有呕吐者，加内关。

**体位** 仰卧位、俯卧位、坐位。

**所需器具** 火罐。

**操作** 对以上各穴用闪火法后留罐，每穴施罐10~15分钟，胆囊可延长吸拔的时间。

## 定位取穴方法

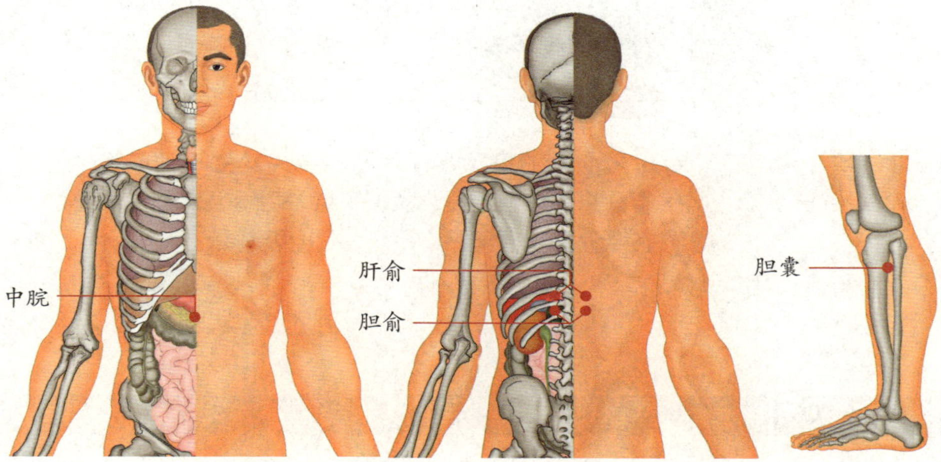


**胆　俞**　在背部脊柱区，第10胸椎棘突下，后正中线旁开1.5寸。

**胆　囊**　在小腿外侧上部，腓骨小头直下2寸。

**肝　俞**　在背部脊柱区，第9胸椎棘突下，后正中线旁开1.5寸。

**中　脘**　在上腹部，前正中线上，脐中上4寸。

## 操作示例

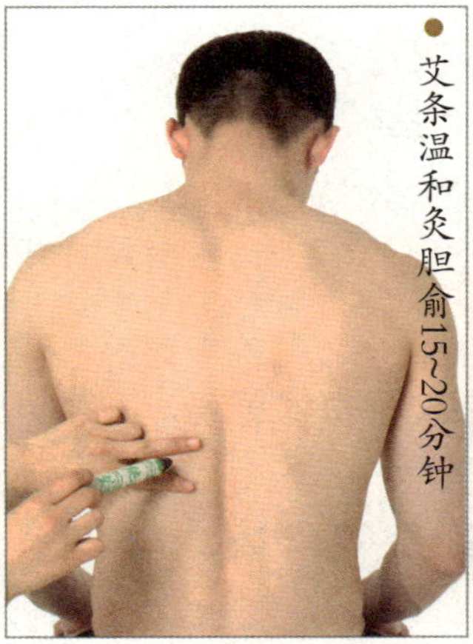
艾条温和灸胆俞15~20分钟

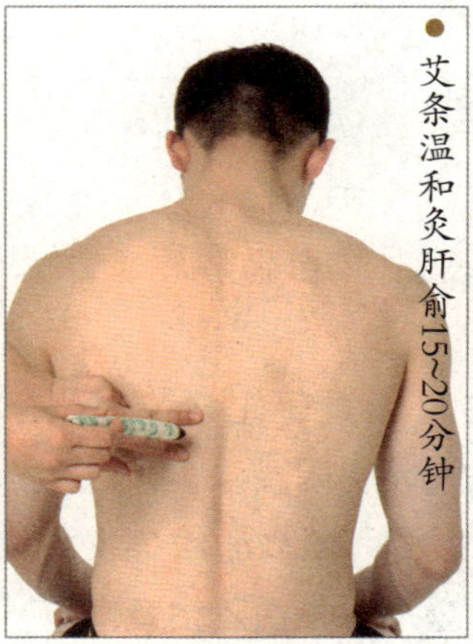
艾条温和灸肝俞15~20分钟

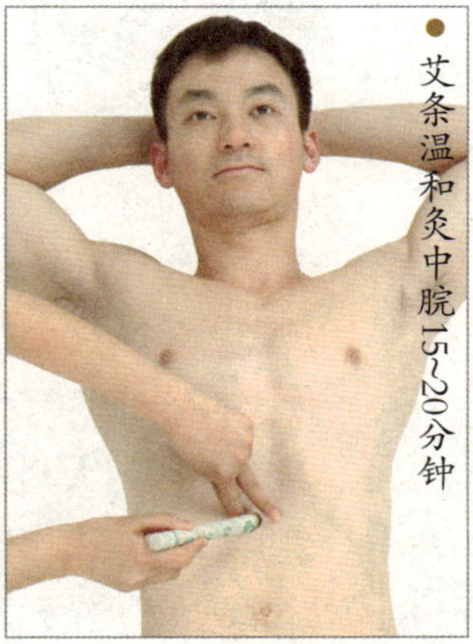
艾条温和灸中脘15~20分钟

# 冠心病

冠心病全称冠状动脉粥样硬化性心脏病，是因为供应心脏血液的冠状动脉发生明显粥样硬化性狭窄、阻塞或痉挛，造成冠状动脉供血不足、心肌缺血或梗死，而引发的疾病。

## 症状表现

冠心病的症状表现为胸腔中央发生一种压榨性的疼痛，并可迁延至颈、颔、手臂、后背及胃部。发作时可能伴有眩晕、气促、出汗、恶心及昏厥。

| | 灸法 | 体位 | 取穴 | 时间/数量 | 次数/疗程 |
|---|---|---|---|---|---|
| 疗法一 | 艾条温和灸 | 合适体位 | 膻中、巨阙、厥阴俞、心俞、内关 | 每次每穴施灸15~20分钟 | 每日1~2次 |
| 疗法二 | 艾条温和灸 | 合适体位 | 膻中、巨阙、心俞、通里、内关、间使 | 每次每穴施灸15~20分钟 | 每日1次或隔日1次，10次为1个疗程 |

增效简方

## 拔罐疗法

**选穴** 天突、膻中、巨阙、中脘、内关、足三里、心俞。

**配穴** 心悸明显者，加神门、大杼；伴有失眠者，加安眠。

**体位** 俯卧位、坐位、仰卧位。

**所需器具** 火罐。

**操作** 巨阙、膻中、心俞等主穴位采用留罐法，每次留罐15~20分钟，亦可配大杼等穴采用闪罐法。

**特别注意** 拔罐对缓解和减少心绞痛发作次数有一定疗效，但频发、加重或心肌梗死时应及时去医院治疗。

## 定位取穴方法

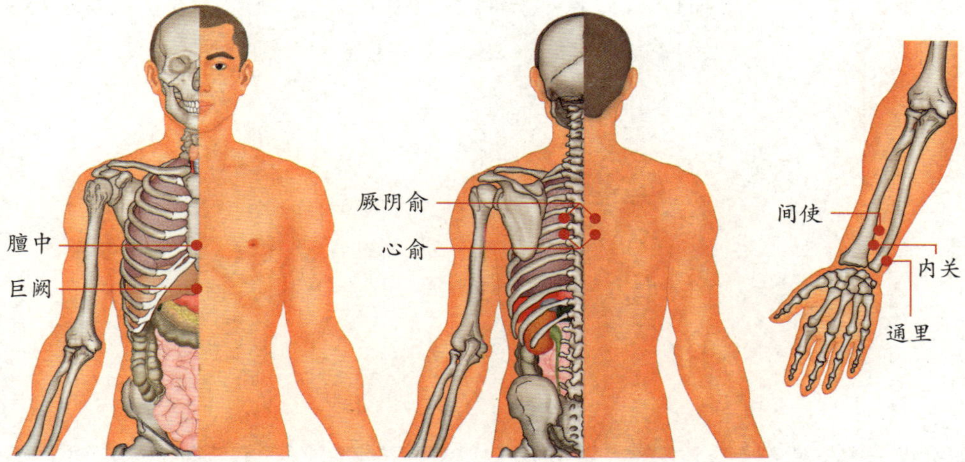


**膻　中**　在胸部，前正中线上，平第4肋间，两乳头连线的中点。

**巨　阙**　在上腹部，前正中线上，脐中上6寸。

**厥阴俞**　在背部脊柱区，第4胸椎棘突下，后正中线旁开1.5寸。

**心　俞**　在背部脊柱区，第5胸椎棘突下，后正中线旁开1.5寸。

**内　关**　在腕横纹上2寸，掌长肌腱与桡侧腕屈肌腱之间。

**通　里**　在前臂前区，尺侧腕屈肌腱的桡侧缘，腕掌侧远端横纹上1寸。

**间　使**　在腕掌侧远端横纹上3寸，掌长肌腱与桡侧腕屈肌腱之间。

## 操作示例

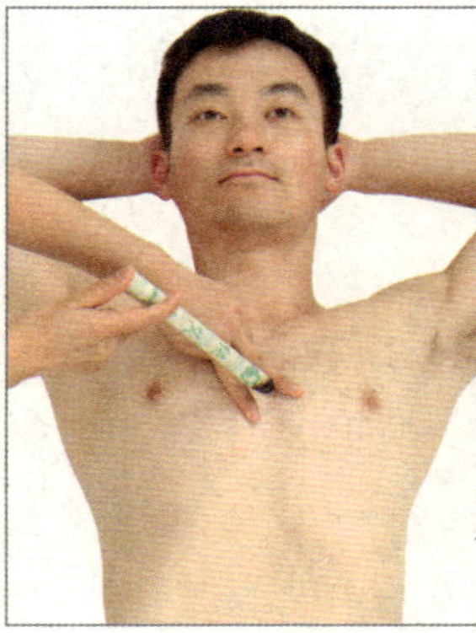

艾条温和灸膻中15~20分钟

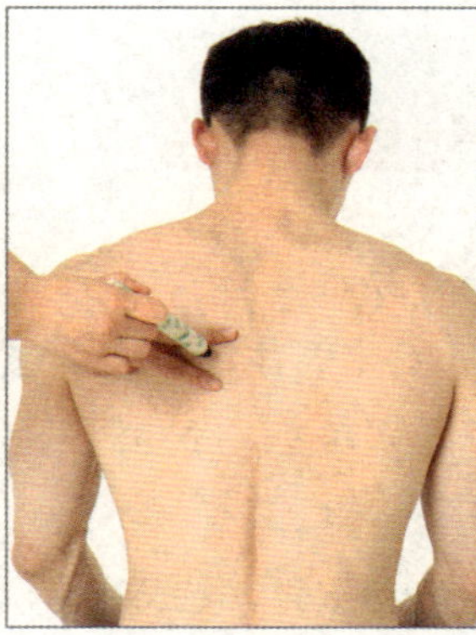

艾条温和灸心俞15~20分钟

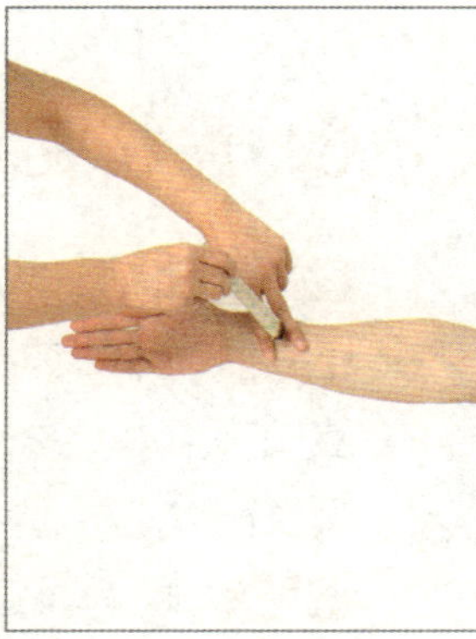

艾条温和灸间使15~20分钟

# 心律失常

中医学理论认为，心律失常属于“心悸”“怔忡”的范畴，发病原因与心气运行不畅有关。艾灸疗法可疏通心气，改善心律失常。

**症状表现**

心悸、胸闷、头晕、低血压、出汗，严重者可能诱发心力衰竭或急性心肌梗死。

| | 灸法 | 体位 | 取穴 | 时间/数量 | 次数/疗程 |
|---|---|---|---|---|---|
| 疗法一 | 艾炷隔姜灸 | 合适体位 | 膻中、巨阙、厥阴俞、心俞 | 每次每穴施灸5~7壮 | 每日1~2次 |
| 疗法二 | 艾条回旋灸加艾炷隔姜灸 | 合适体位 | 心俞、膈俞、脾俞 | 用艾炷隔姜灸，每次每穴施灸3~5壮 | 每日1次，10次为1个疗程，每个疗程间休息1日 |
| | | | 神门、内关、足三里 | 用艾条回旋灸，每次每穴施灸10~15分钟 | |

**增效简方**

## 黄精党参敷贴疗法

**原料** 黄精、党参各30克，缬草15克。

**用法** 将3味药材研成细末，用时取出25克，加入温开水调成糊状，敷贴在膻中、右侧心俞穴位上，然后盖上纱布，并用胶布固定，每日换药1次。

**主治** 对辅助治疗心律失常有明显效果。

## 定位取穴方法

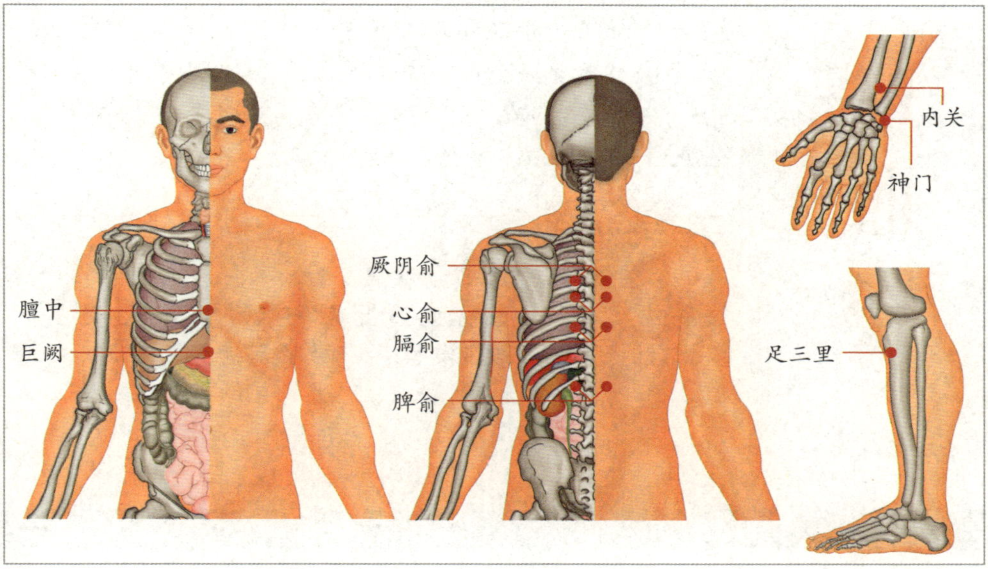


**膻　中**　在胸部，前正中线上，平第4肋间，两乳头连线的中点。

**巨　阙**　在上腹部，前正中线上，脐中上6寸。

**厥阴俞**　在背部脊柱区，第4胸椎棘突下，后正中线旁开1.5寸。

**心　俞**　在背部脊柱区，第5胸椎棘突下，后正中线旁开1.5寸。

**膈　俞**　在背部脊柱区，第7胸椎棘突下，后正中线旁开1.5寸。

**脾　俞**　在背部脊柱区，第11胸椎棘突下，后正中线旁开1.5寸。

**神　门**　位于腕部，腕掌侧横纹尺侧端，尺侧腕屈肌腱桡侧凹陷处。

**内　关**　在腕横纹上2寸，掌长肌腱与桡侧腕屈肌腱之间。

**足三里**　在小腿外侧，犊鼻下3寸，犊鼻与解溪连线上。

## 操作示例

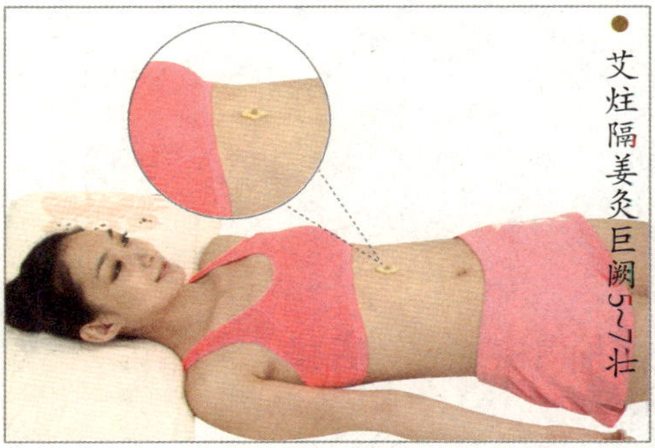


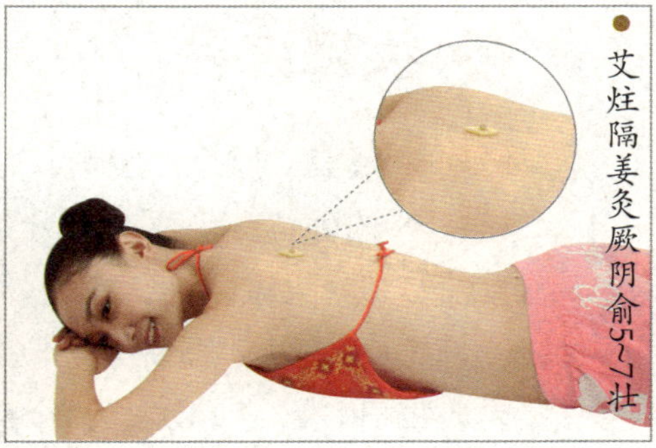

# 低血压

低血压是指成年人在安静状态下，上肢动脉血压低于12/8千帕（90/60毫米汞柱），常见于体质较弱者。艾灸疗法可提振心阳，使气血通达，从而改善低血压患者脑供血不足的状况。

## 症状表现

主要表现为头晕、头痛、食欲不振、耳鸣、脸色苍白、消化不良、易疲劳、足凉等症状。严重者在突然站起时还会出现眼前发黑、头晕欲倒等症状。

| | 灸法 | 体位 | 取穴 | 时间/数量 | 次数/疗程 |
|---|---|---|---|---|---|
| 疗法一 | 艾炷隔姜灸 | 俯卧位 | 脾俞、肾俞、督俞、膈俞 | 每次每穴施灸5~7壮，以患者皮肤发热潮红为度 | 每日1~2次 |
| 疗法二 | 艾条温和灸 | 合适体位 | 气海、关元、百会、肾俞、命门 | 每次每穴施灸15~20分钟 | 每日1次，5次为1个疗程，每个疗程间休息1日 |

增效简方

## 拔罐疗法

**选穴** 涌泉、脾俞、膈俞、膻中、中脘、气海、足三里、三阴交。

**体位** 俯卧位、坐位。

**所需器具** 火罐、抽气罐。

**操作** 在涌泉、膈俞等穴位上用抽气罐或火罐吸拔，留罐10~15分钟，每日1次，7~10次为1个疗程。

## 定位取穴方法

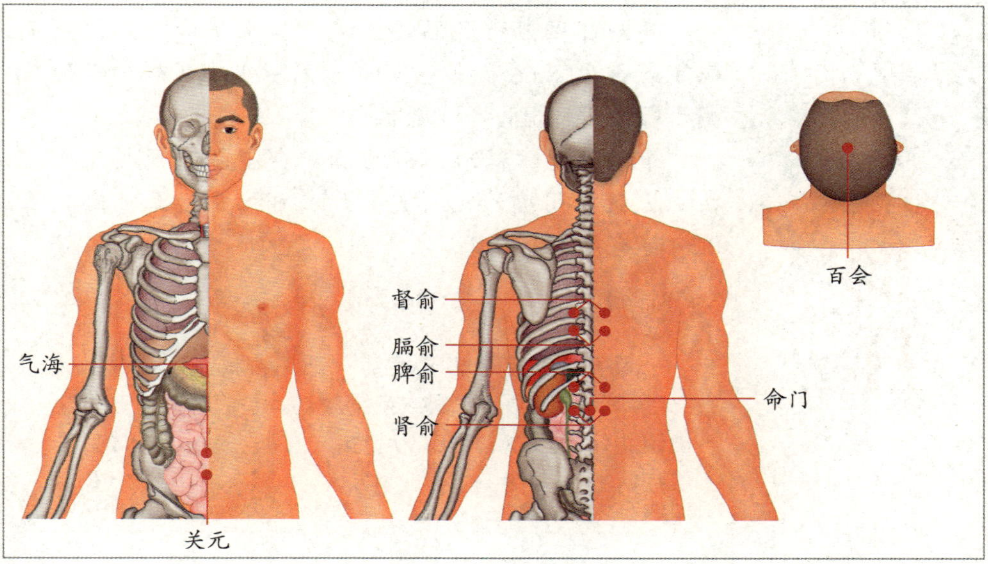


**脾　俞**　在背部脊柱区，第11胸椎棘突下，后正中线旁开1.5寸。

**肾　俞**　在腰部，第2腰椎棘突下，后正中线旁开1.5寸。

**督　俞**　在背部脊柱区，第6胸椎棘突下，后正中线旁开1.5寸。

**膈　俞**　在背部脊柱区，第7胸椎棘突下，后正中线旁开1.5寸。

**气　海**　在下腹部，前正中线上，脐中下1.5寸。

**关　元**　在下腹部，前正中线上，脐中下3寸。

**百　会**　在头部，前发际正中直上5寸。

**命　门**　在腰部，第2腰椎棘突下凹陷中。

## 操作示例

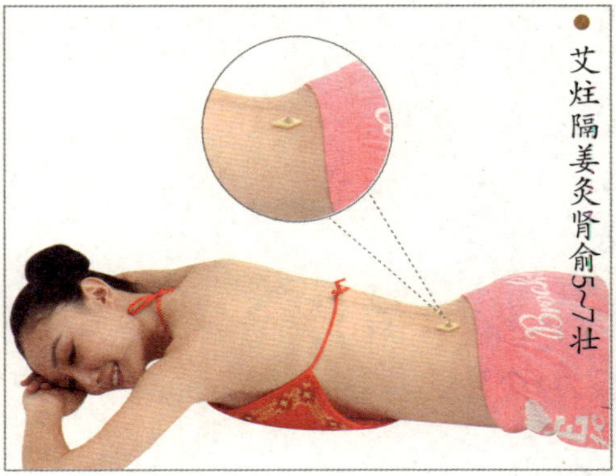


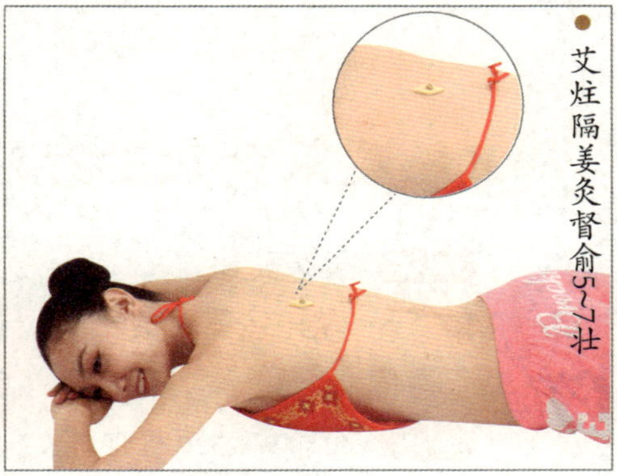

# 高血压

高血压是最常见的慢性病，其诊断标准为收缩压高于或等于18.66千帕（140毫米汞柱）和（或）舒张压高于或等于12千帕（90毫米汞柱）。

中医认为，高血压分为三种类型，即肝火亢盛、痰浊上扰、阴虚阳亢。艾灸疗法可行气活血、化痰祛湿，可有效调节血压。

## 症状表现

最初症状多为容易疲劳、记忆力减退、头晕，休息后症状可消失。劳累或情绪激动等引起的血压升高会出现头痛、恶心、呕吐、心悸、气短、失眠、肢体麻木等症状。

| | 灸法 | 体位 | 取穴 | 时间/数量 | 次数/疗程 |
|---|---|---|---|---|---|
| 疗法一 | 艾条温和灸 | 合适体位 | 风池、曲池、太冲、涌泉 | 每次每穴施灸10分钟左右，以皮肤灼热变红为度 | 每日1次 |
| 疗法二 | 艾条温和灸 | 合适体位 | 涌泉、足三里、风池、太冲、悬钟 | 每次选取2~4个穴位，每次每穴施灸10分钟左右，以皮肤灼热变红为度 | 每日1次，10次为1个疗程，每个疗程之间休息3日 |

增效简方

## 吴茱萸敷贴疗法

**原料** 吴茱萸适量。

**用法** 将吴茱萸研成细末，过筛；用时取15~30克，加醋调匀，贴于两侧涌泉处，次日取下。10日为1个疗程，连用2个疗程。

**主治** 可辅助治疗高血压。

## 定位取穴方法

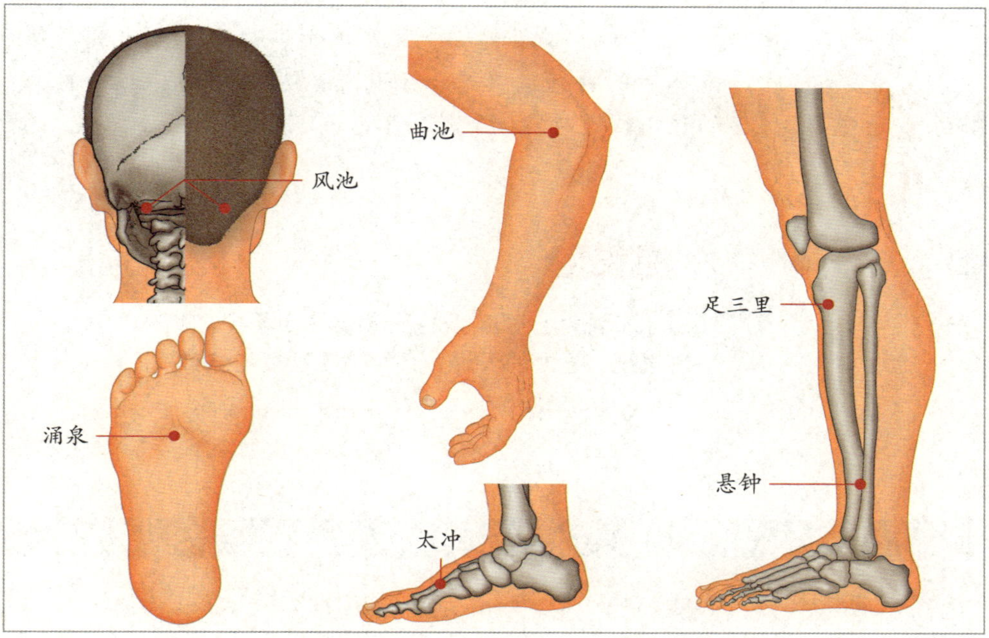


**风　池**　在项部，枕骨之下，胸锁乳突肌与斜方肌上端之间的凹陷处。

**曲　池**　在肘横纹外侧端，屈肘，尺泽与肱骨外上髁连线的中点。

**太　冲**　第1、2跖骨之间，跖骨底结合部前方凹陷处。

**涌　泉**　在足底，屈足卷趾时足心最凹陷中。

**足三里**　在小腿外侧，犊鼻下3寸，犊鼻与解溪连线上。

**悬　钟**　在小腿外侧，外踝尖上3寸，腓骨前缘。

## 操作示例

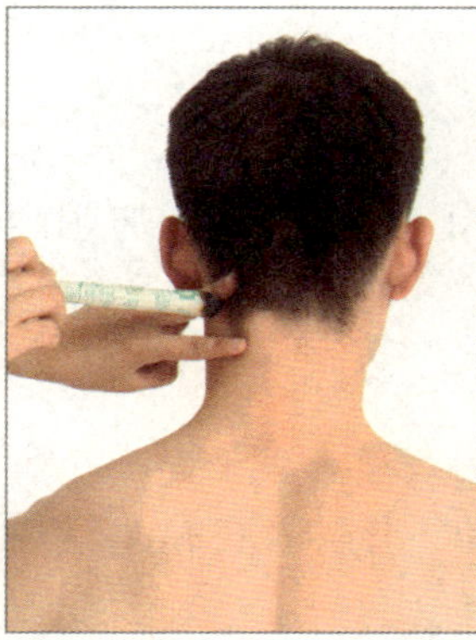

艾条温和灸风池10分钟左右

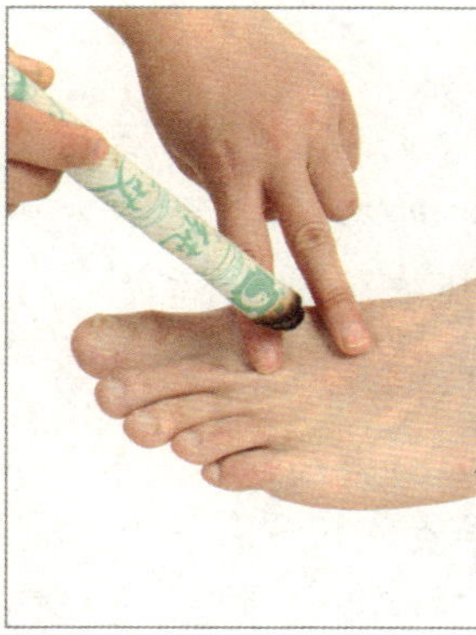

艾条温和灸太冲10分钟左右

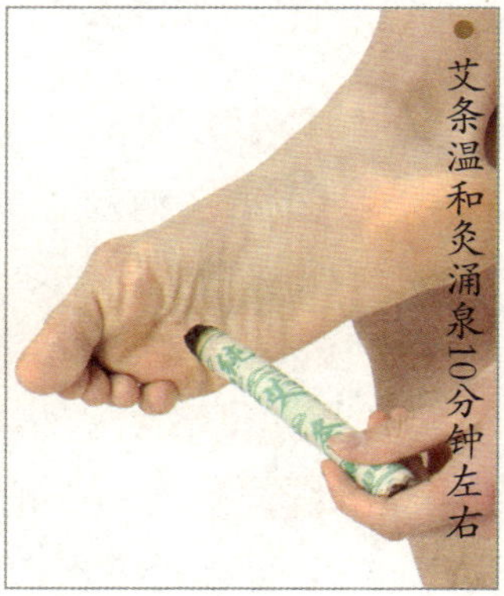

艾条温和灸涌泉10分钟左右

# 风湿性心脏病

风湿性心脏病在中医里属于“心痹”“水肿”等范畴。艾灸疗法具有活血化瘀、温阳通络、益气补血的作用，可对其进行辅助治疗。

## 症状表现

表现为心脏瓣膜的狭窄或关闭不全。临床上有心慌气短、乏力的表现，甚至咳粉红色泡沫样痰。

| | 灸法 | 体位 | 取穴 | 时间/数量 | 次数/疗程 |
| --- | --- | --- | --- | --- | --- |
| 疗法 | 艾炷无瘢痕灸 | 合适体位 | 三阴交、内关 | 每次每穴施灸3壮 | 每日1次，10次为1个疗程，每个疗程之间休息3日 |

增效简方

## 拔罐疗法

**选穴** 内关、足三里、心俞、三阴交。

**配穴** 胸闷心悸者，加神门、通里、膻中；下肢水肿者，加阴陵泉；呼吸困难者，加肺俞、列缺。

**体位** 俯卧位、坐位、仰卧位。

**所需器具** 火罐。

**操作** 内关、心俞等主穴位采用闪火法，留罐15分钟。日常生活中还可经常拔足三里、三阴交等穴位，以增强体质。

## 定位取穴方法

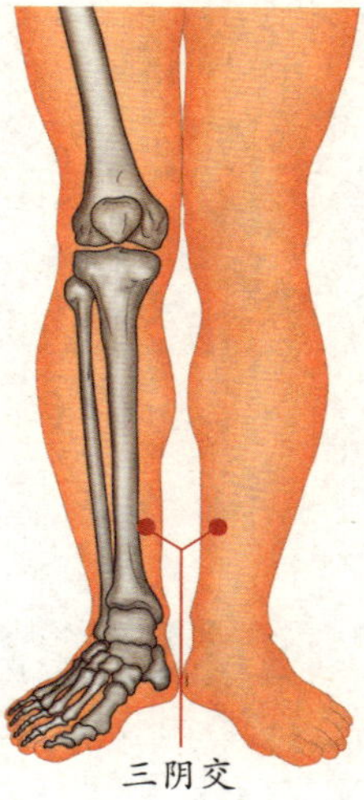


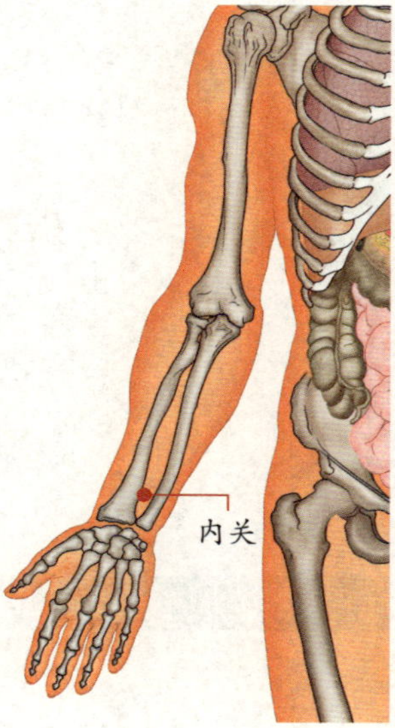


**三阴交**　在小腿内侧，内踝尖上3寸，胫骨内侧缘后际。

**内　关**　在前臂前侧，曲泽与大陵的连线上，腕横纹上2寸，掌长肌腱与桡侧腕屈肌腱间。

## 操作示例

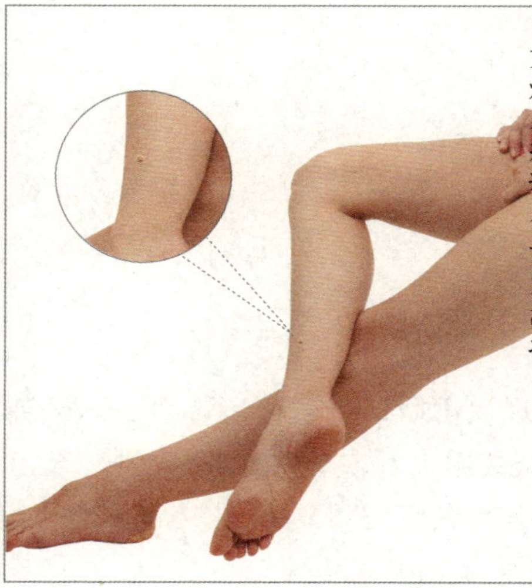

艾炷无瘢痕灸三阴交3壮

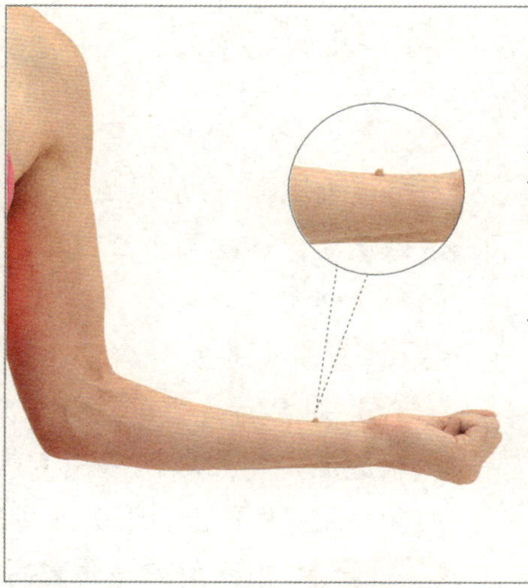

艾炷无瘢痕灸内关3壮

# 三叉神经痛

三叉神经痛是面部三叉神经分布区内反复发作的阵发性神经痛，多由外邪侵体导致气滞血瘀、经络不通引起。艾灸疗法具有通经活络的作用，可以达到止痛的目的。

**症状表现**

三叉神经分布区内，出现刀割样、烧灼样、顽固性的剧烈疼痛。

| | 灸法 | 体位 | 取穴 | 时间/数量 | 次数/疗程 |
|---|---|---|---|---|---|
| 疗法一 | 艾条雀啄灸 | 合适体位 | 内庭、少府 | 每次每穴施灸10~15分钟，至皮肤发热潮红为度 | 每日1次，5次为1个疗程。每个疗程间休息1日 |
| 疗法二 | 艾条雀啄灸 | 坐位 | 四白、颧髎 | 每次每穴施灸15~20分钟，以患者皮肤潮红并感到温热为度 | 每日1次或隔日1次，10次为1个疗程 |

增效简方

## 拔罐疗法

**选穴** 风池、翳风、下关、手三里、合谷。

**配穴** 眼眶、鼻部区域痛者，加太阳、阳白、攒竹、头维；上下颌区域痛者，加太阳、四白、地仓、承浆、迎香。

**体位** 坐位。

**所需器具** 三棱针、火罐、抽气罐。

**操作** 对合谷、手三里等主穴常规消毒后，用酒精消毒后的三棱针点刺放血，再用玻璃罐在点刺部位拔罐，每次吸拔5~10分钟，至出血量为1~2毫升止。下关亦可配合用抽气罐吸拔。

**特别注意** 拔罐前应先明确病因后对症治疗。

## 定位取穴方法

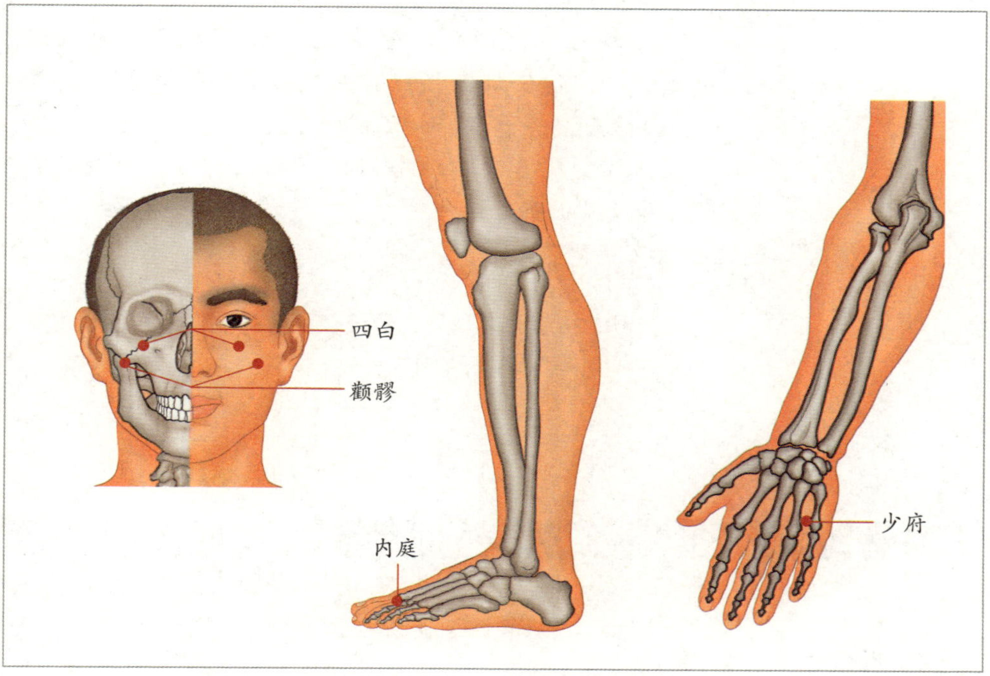


**内　庭**　在足背，第2、3趾间，趾蹼缘后方赤白肉际处。

**少　府**　在手掌面，横平第5掌指关节近端，第4、5掌骨之间。

**四　白**　在面部，瞳孔直下，眶下孔处。

**颧　髎**　在面部，目外眦直下，颧骨下缘的凹陷中。

## 操作示例

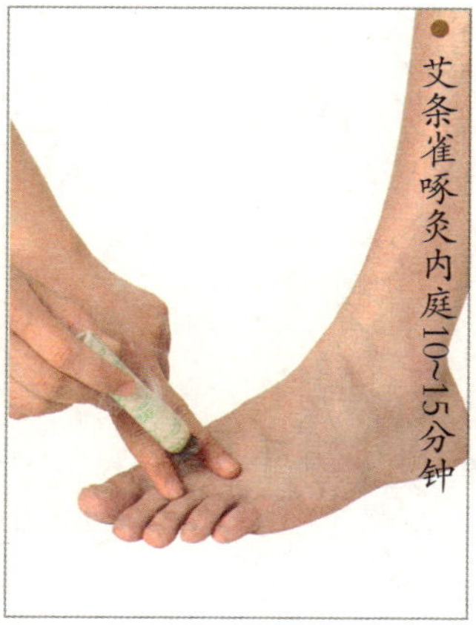


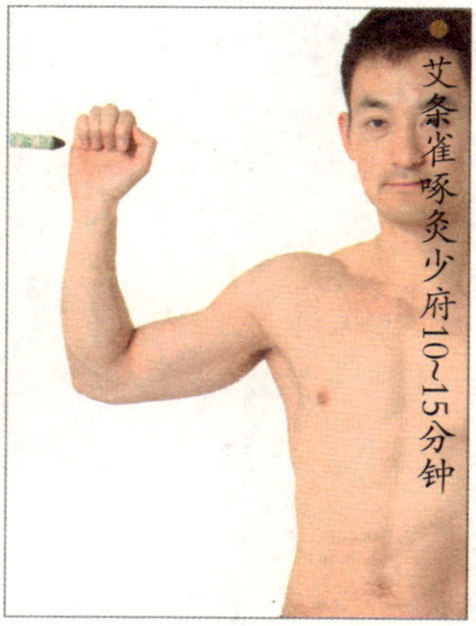


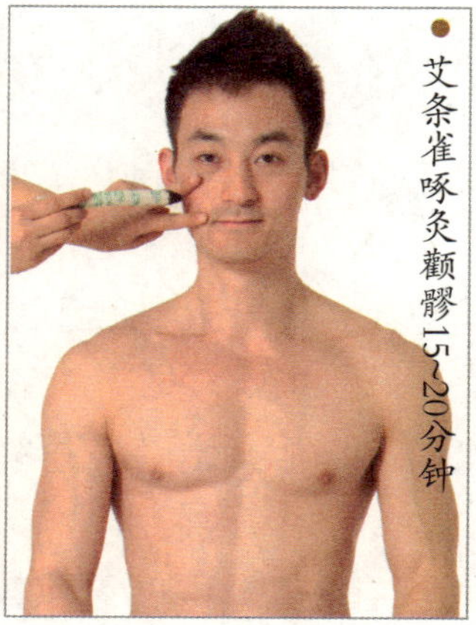

# 面瘫

面瘫又叫“面部神经麻痹”，是指面神经功能出现障碍，使面部表情肌群出现瘫痪，而导致口眼歪斜。中医认为，引起面瘫的原因主要是气血亏虚或外邪入侵，艾灸疗法可以全面调节气血和机体免疫力，预防和改善面瘫。

**症状表现**

患者初起时有耳后、耳下及面部疼痛，还可出现患侧舌前2/3味觉减退或消失等。

| | 灸法 | 体位 | 取穴 | 时间/数量 | 次数/疗程 |
|---|---|---|---|---|---|
| 疗法一 | 艾条雀啄灸 | 坐位 | 翳风 | 每次20~30分钟 | 每日1次，10次为1个疗程，每个疗程之间休息1日 |
| 疗法二 | 艾炷隔姜灸 | 仰卧位 | 四白、地仓、阳白、颧髎、夹承浆 | 每次每穴施灸7~9壮，灸量和灸穴可视恢复情况逐步减少 | 每日1次，10次为1个疗程，连续治疗2~3个疗程可见效 |

**增效简方**

## 制川乌敷贴法

**原料** 制川乌45克，川芎、乳香、熟附子各40克，白芷30克，干姜15克。

**用法** 将上述药材研成细末，分为8等份，需要使用的时候便取1份，先加入米醋调匀，敷贴在患侧太阳至地仓区域，然后用保鲜膜覆盖，并用纱布固定，外用热水袋热敷。每日换药1次，8次为1个疗程。

**主治** 可有效缓解面瘫症状。

## 定位取穴方法

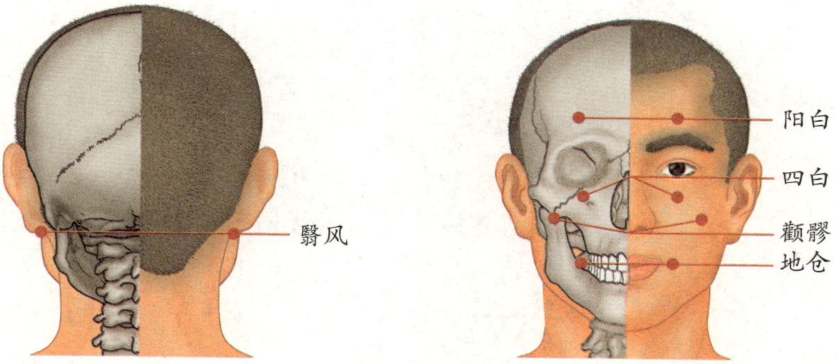


**翳　风**　在颈部，位于耳垂后方，乳突下端前方的凹陷处。

**四　白**　在面部，瞳孔直下，眶下孔处。

**地　仓**　在面部，口角外侧0.4寸。

**阳　白**　在头部，瞳孔直上，眉上1寸。

**颧　髎**　在面部，目外眦直下，颧骨下缘的凹陷中。

## 操作示例

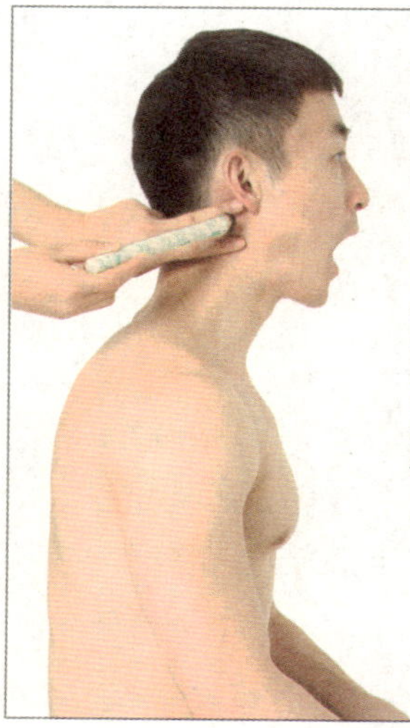

艾条雀啄灸翳风20~30分钟

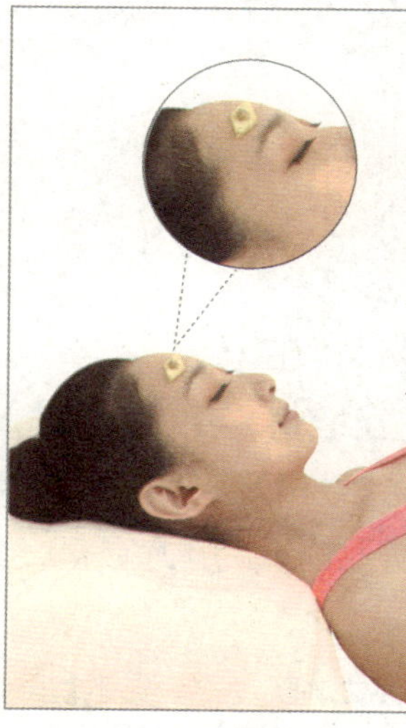

艾炷隔姜灸阳白7~9壮

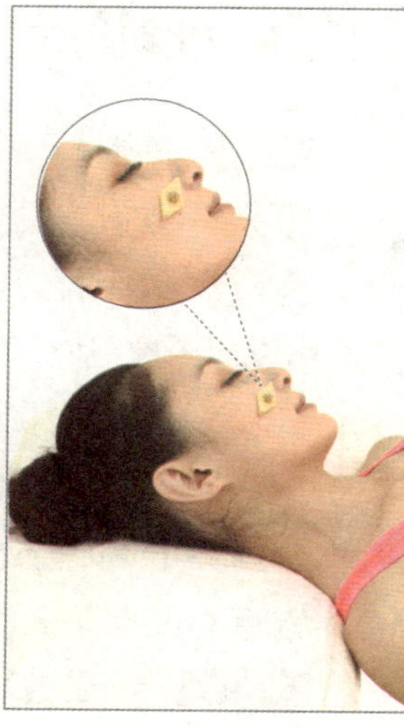

艾炷隔姜灸颧髎7~9壮

# 肋间神经痛

肋间神经痛主要由肝气郁结、瘀血阻络而引起，艾灸疗法通过疏肝理气、活血化瘀，从而达到缓解疼痛的目的。

## 症状表现

主要症状为一个或几个肋间部位发生经常性刺痛或灼痛。疼痛时可由后背相应的肋间隙向前放射至侧胸部。

| | 灸法 | 体位 | 取穴 | 时间/数量 | 次数/疗程 |
|---|---|---|---|---|---|
| 疗法 | 艾条回旋灸 | 合适体位 | 日月、期门、丘墟、太冲、肝俞、阿是穴、胆俞、外关 | 每次取3~4个穴位，每次每穴施灸10~15分钟 | 每日1次，5次为1个疗程，每个疗程之间休息1日 |

增效简方

## 拔罐疗法

**选穴** 肝俞、胆俞、膻中、尺泽。

**配穴** 兼有瘀血者，加血海、膈俞。

**体位** 俯卧位、坐位。

**所需器具** 刮痧板、瓷勺、三棱针。

**操作** 首先刮拭肝俞至胆俞，用力应轻，使用刮痧板的厚缘进行刮拭，以皮肤变成紫红色或出现瘀痕为度。刮拭尺泽时应该顺着手太阴肺经的循行方向进行操作，用力宜重，然后用酒精消完毒的三棱针点刺放血1~2毫升。

**特别注意** 在进行刮痧之前，应先明确肋间神经痛是否有原发病变。

## 定位取穴方法

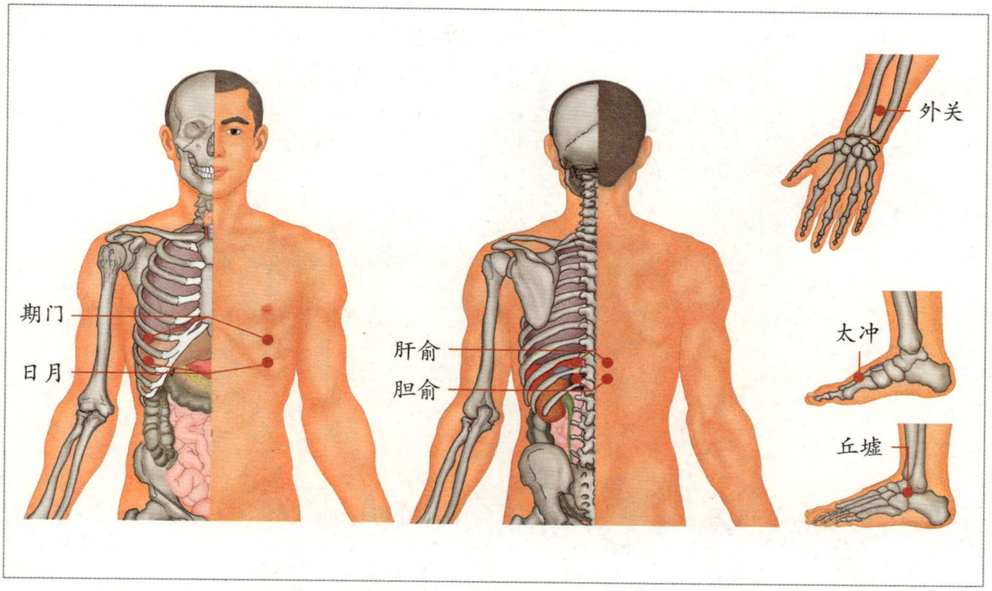


**日　月**　在胸部，乳头下方，第7肋间隙，前正中线旁开4寸。

**期　门**　在胸部，第6肋间隙，前正中线旁开4寸。

**丘　墟**　在足外踝的前下方，趾长伸肌腱的外侧凹陷处。

**太　冲**　在足背，第1、2跖骨之间，跖骨底结合部前方凹陷处，在拇长伸肌腱外缘处。

**肝　俞**　在背部脊柱区，第9胸椎棘突下，后正中线旁开1.5寸处。

**阿是穴**　肋部疼痛最明显处。

**胆　俞**　在背部脊柱区，第10胸椎棘突下，后正中线旁开1.5寸。

**外　关**　在前臂后区，腕背侧远端横纹上2寸，尺骨与桡骨之间。

## 操作示例

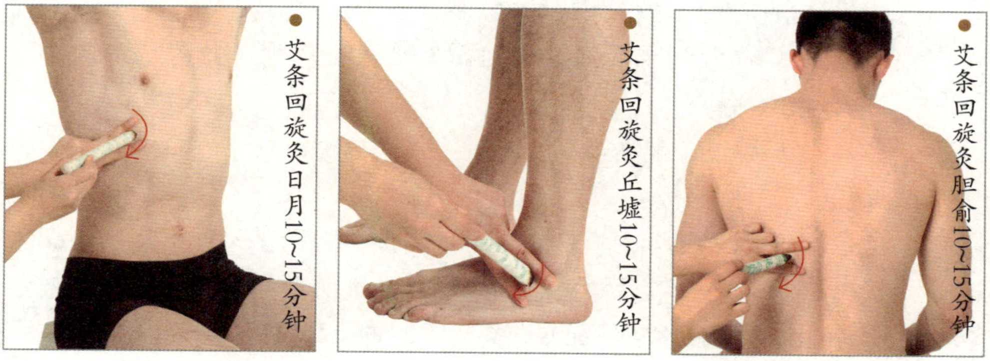

# 坐骨神经痛

中医认为，坐骨神经痛属于“痹证”范畴，多因寒邪入侵而导致。艾灸疗法可以舒筋活络，从而可治疗坐骨神经痛。

**症状表现**

临床表现为臀部、下肢后侧及外侧、足背外侧出现放射性疼痛。

| | 灸法 | 体位 | 取穴 | 时间/数量 | 次数/疗程 |
|---|---|---|---|---|---|
| 疗法一 | 艾条回旋灸 | 合适体位 | 秩边、腰夹脊、环跳 | 每次每穴施灸10分钟左右，以患者局部皮肤感觉灼热为度 | 每日1次，6次为1个疗程 |
| 疗法二 | 艾条温和灸 | 合适体位 | 肾俞、承扶、阳陵泉、悬钟、命门、环跳、风市、昆仑 | 每次选取3~5个穴位，每次每穴10分钟左右 | 每日或隔日1次，每个疗程之间休息1日 |

增效简方

## 拔罐疗法

**选穴** 阿是穴、肾俞、气海俞、腰夹脊。

**配穴** 疼痛剧烈难忍者，加次髎、秩边；疼痛呈放射状者，加环跳、承扶、承筋。

**体位** 仰卧位、坐位。

**所需器具** 刮痧板。

**操作** 先对阿是穴沿着由上至下的方向进行刮拭，亦可用刮痧板的角端进行点按。然后刮拭腰部的肾俞、气海俞、腰夹脊。最后结合具体的症状配伍相应的配穴，如对秩边进行刮拭。

## 定位取穴方法

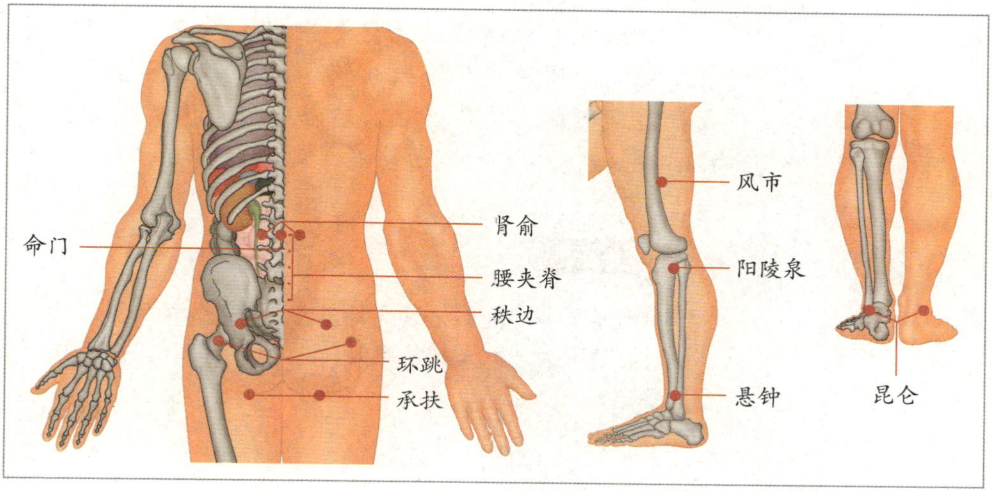


**秩　边**　在骶部，横平第4骶后孔，骶正中嵴旁开3寸。

**腰夹脊**　第1~5个腰椎棘突下，后正中线旁开0.5寸。

**环　跳**　侧卧屈股，在股骨大转子最凸点与骶管裂孔连线的外1/3与中1/3交点处。

**肾　俞**　在腰部，第2腰椎棘突下，后正中线旁开1.5寸。

**承　扶**　在臀部，臀横纹中点处。

**阳陵泉**　在小腿外侧，位于腓骨头前下方凹陷处。

**悬　钟**　在小腿外侧，外踝尖上3寸，腓骨前缘。

**命　门**　在腰部，后正中线上，第2腰椎棘突下凹陷中。

**风　市**　在股外侧，腘腘横纹上9寸，髌胫束后缘。

**昆　仑**　在踝区，外踝尖与脚腕后的大筋（跟腱）之间的凹陷中。

## 操作示例

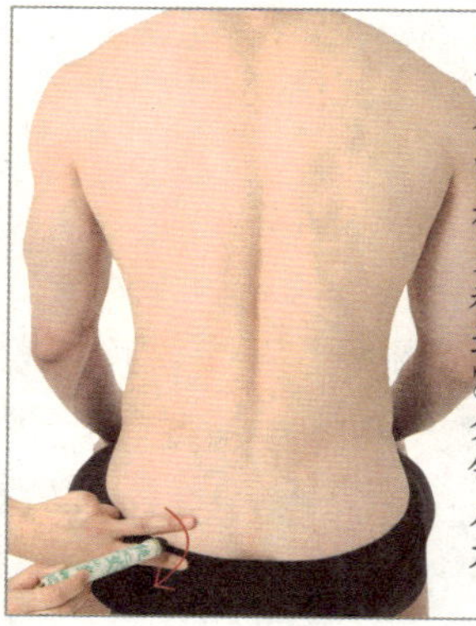
艾条回旋灸秩边10分钟左右

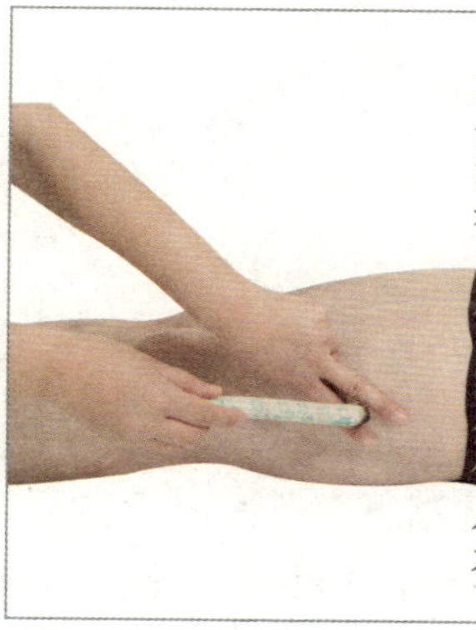
艾条温和灸风市10分钟左右

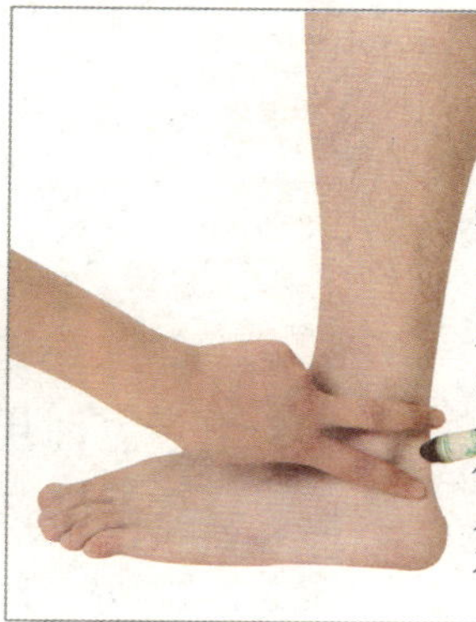
艾条温和灸昆仑10分钟左右

# 癫痫

癫痫是由大脑神经元突发异常放电，导致短暂的大脑功能障碍的一种慢性疾病。癫痫多由七情失调、气机逆乱引起。艾灸疗法具有养心安神、调理气机、提高人体免疫力的作用，可改善其症状。

**症状表现**

癫痫发作时主要表现为神志昏迷、肢体抽搐、口吐白沫，甚至发出如羊羔样吼叫。

| | 灸法 | 体位 | 取穴 | 时间/数量 | 次数/疗程 |
|---|---|---|---|---|---|
| 疗法一 | 艾条回旋灸 | 合适体位 | 哑门、大椎、神门 | 每次每穴施灸10~15分钟 | 每日1次，20次为1个疗程，每个疗程之间休息2~3日 |
| 疗法二 | 艾炷无瘢痕灸 | 合适体位 | 鸠尾、内关、风府、筋缩、丰隆 | 每次每穴施灸3~5壮 | 隔日1次，10次为1个疗程 |

增效简方

## 拔罐疗法

**选穴** 会阳、长强。

**体位** 俯卧位。

**所需器具** 三棱针、火罐。

**操作** 取消毒后的三棱针对准会阳、长强，迅速点刺，深约0.3厘米，之后立即用火罐吸拔，留罐3分钟后起罐。接着再重复上法推按、拔罐，如此反复进行3~5遍。每周可采用此法治疗2次，如果癫痫发作比较频繁，可隔日1次。

## 定位取穴方法

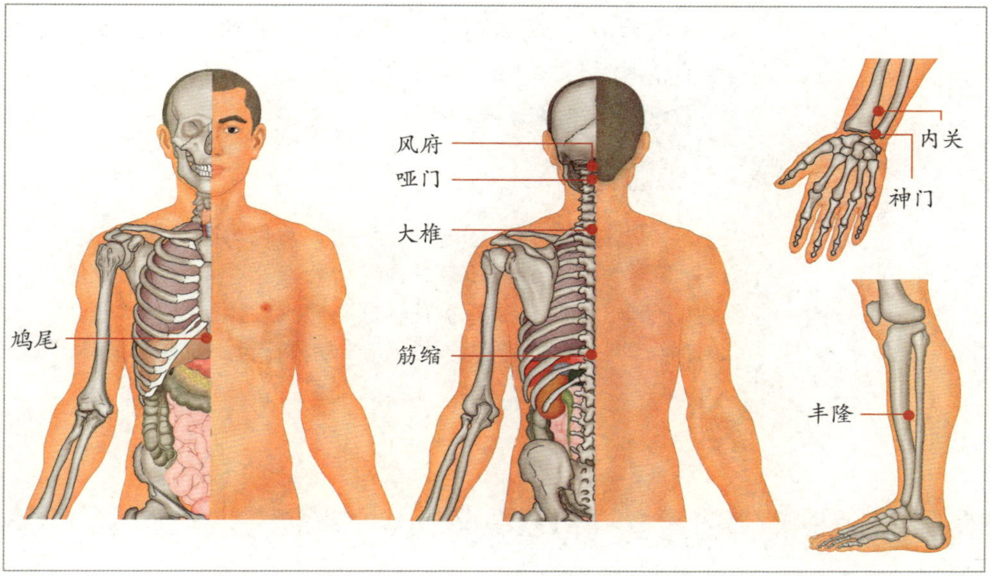


**哑　门**　在颈后区，后发际正中直上0.5寸处，第2颈椎棘突上凹陷中。

**大　椎**　在后正中线上，第7颈椎棘突下凹陷中。

**神　门**　在腕前区，腕掌侧远端横纹尺侧端，尺侧腕屈肌腱的桡侧缘凹陷中。

**鸠　尾**　在上腹部，前正中线上，胸剑结合部下1寸。

**内　关**　在前臂掌侧，曲泽与大陵的连线上，腕横纹上2寸，掌长肌腱与桡侧腕屈肌腱间。

**风　府**　在颈后区，后发际正中直上1寸处，枕外隆凸直下，两侧斜方肌之间凹陷中。

**筋　缩**　在背部脊柱区，第9胸椎棘突下凹陷中。

**丰　隆**　在小腿外侧，外踝尖上8寸，胫骨前肌外缘2横指（中指）处。

## 操作示例

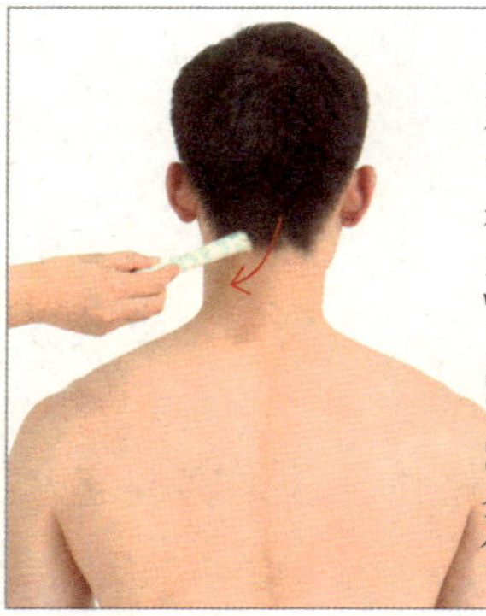

艾条回旋灸哑门10~15分钟

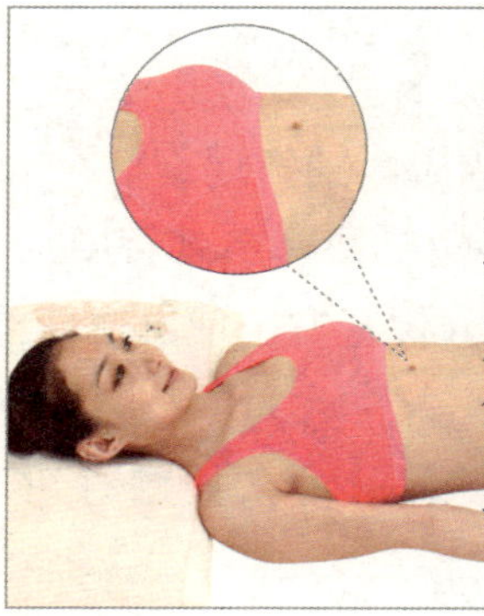

艾炷无瘢痕灸鸠尾3~5壮

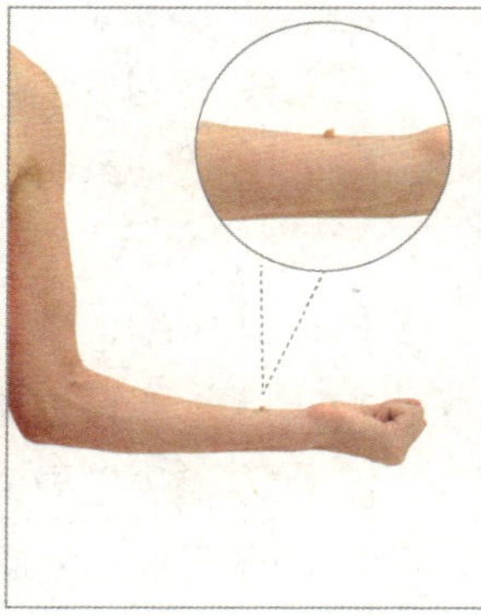

艾炷无瘢痕灸内关3~5壮

# 癔症

癔症在中医里属于“郁证”“脏躁”的范畴，常由于精神因素或他人不良暗示引发。艾灸疗法可疏肝解郁、除烦去躁，因此可辅助治疗癔症。

## 症状表现

可出现各种不同的临床症状，常见为感觉和运动功能障碍，内脏器官和自主神经功能紊乱等。兴奋性反应如狂奔、乱叫、情感暴发；抑制性反应如昏睡、木僵、瘫痪、聋、哑、盲；退化反应如幼稚行为、童样痴呆。

| | 灸法 | 体位 | 取穴 | 时间/数量 | 次数/疗程 |
|---|---|---|---|---|---|
| 疗法 | 艾条回旋灸 | 合适体位 | 神门、合谷、足三里、三阴交 | 每次每穴施灸10~15分钟 | 每日1次，5次为1个疗程，每个疗程之间休息1日 |

增效简方

## 拔罐疗法

**选穴** 膻中。

**体位** 俯卧位、坐位。

**所需器具** 三棱针、火罐、抽气罐。

**操作** 用消完毒的三棱针快速点刺膻中数下，以微见血为度，即用抽气罐拔罐，留罐15分钟左右，使出血量约2毫升，直到局部皮肤变得暗红，即可去罐。

**特别注意** 需要注意的是，此穴拔罐时间不可过长，否则容易起水疱。亦可使用针刺法。

## 定位取穴方法

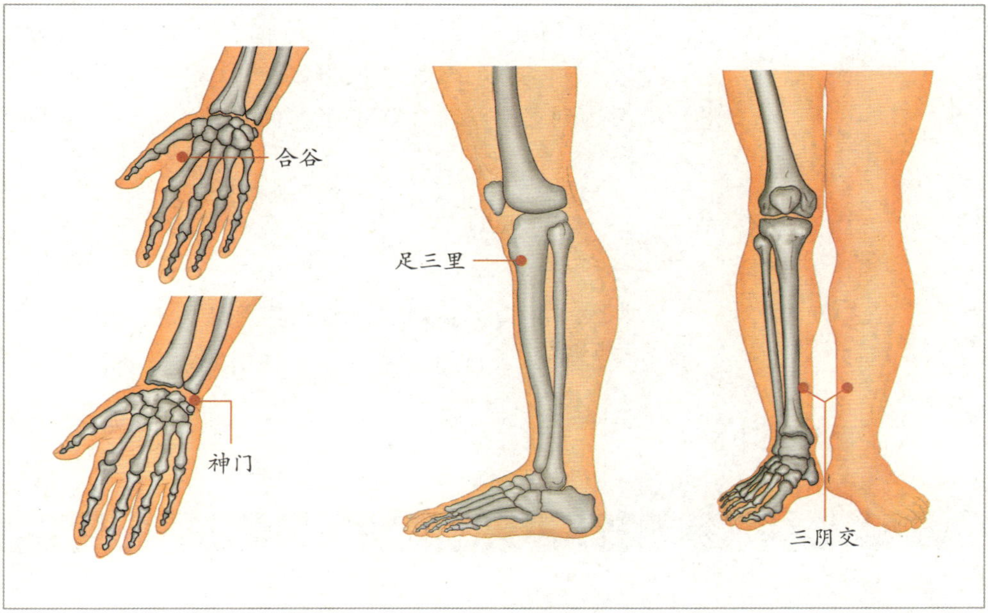


**神　门**　远端横纹尺侧端，尺侧腕屈肌腱的桡侧缘凹陷中。

**合　谷**　在手背，位于第1、2掌骨间，第2掌骨桡侧的中点处。

**足三里**　在小腿外侧，犊鼻下3寸，犊鼻与解溪连线上。

**三阴交**　在小腿内侧，内踝尖上3寸，胫骨内侧缘后际。

## 操作示例

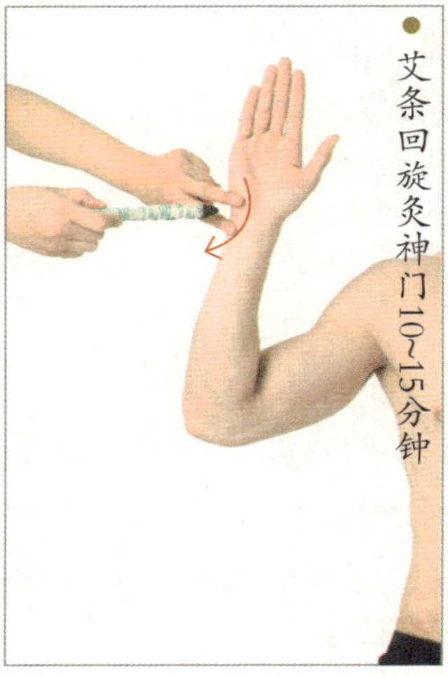


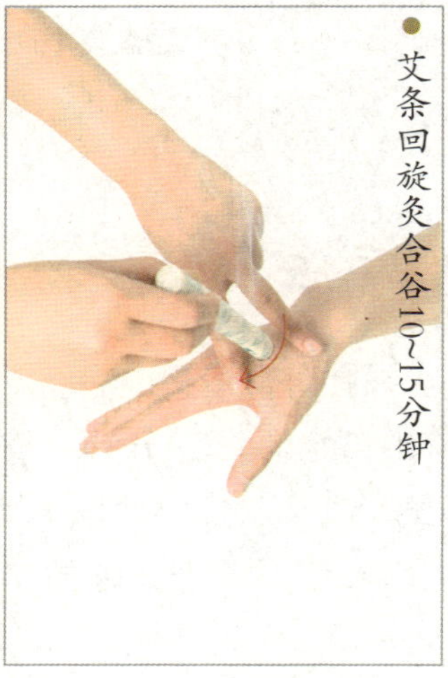


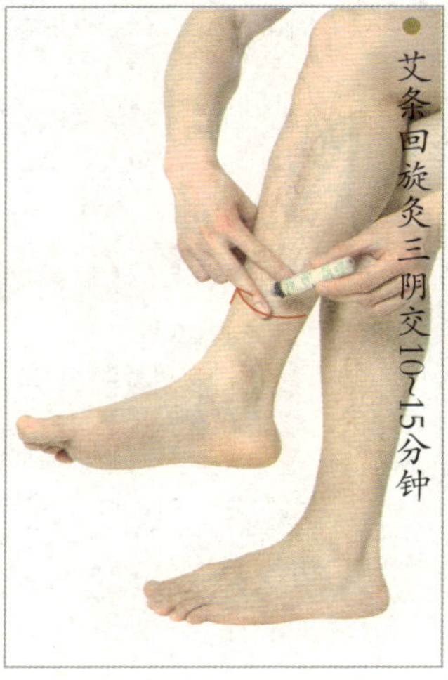

# 神经衰弱

神经衰弱在中医里属于“郁证”“不寐”“健忘”的范畴。艾灸疗法有疏肝解郁、养心安神的作用，从而达到缓解症状、促进康复的目的。

**症状表现**

头胀、头昏、头痛、注意力不集中、记忆力减退、失眠多梦。

| | 灸法 | 体位 | 取穴 | 时间/数量 | 次数/疗程 |
|---|---|---|---|---|---|
| 疗法一 | 艾条温和灸 | 坐位 | 百会、四神聪 | 每次每穴施灸20~30分钟 | 每日1次，10次为1个疗程，每个疗程之间休息3日 |
| 疗法二 | 艾条温和灸 | 合适体位 | 太溪、内关、百会、心俞、神门 | 每次选取2~3个穴位，每次每穴施灸10分钟 | 每日1次，10次为1个疗程 |

**增效简方**

## 磁石敷贴疗法

**原料** 磁石9克，麝香壮骨膏适量。

**用法** 每晚临睡前用热水泡脚20分钟，擦干；将磁石放在麝香壮骨膏上，贴在两侧涌泉穴上，次日早晨取下即可。每日换药1次。

**功效** 此方具有疏肝解郁、养心安神的功效，可有效改善神经衰弱症状。

## 定位取穴方法

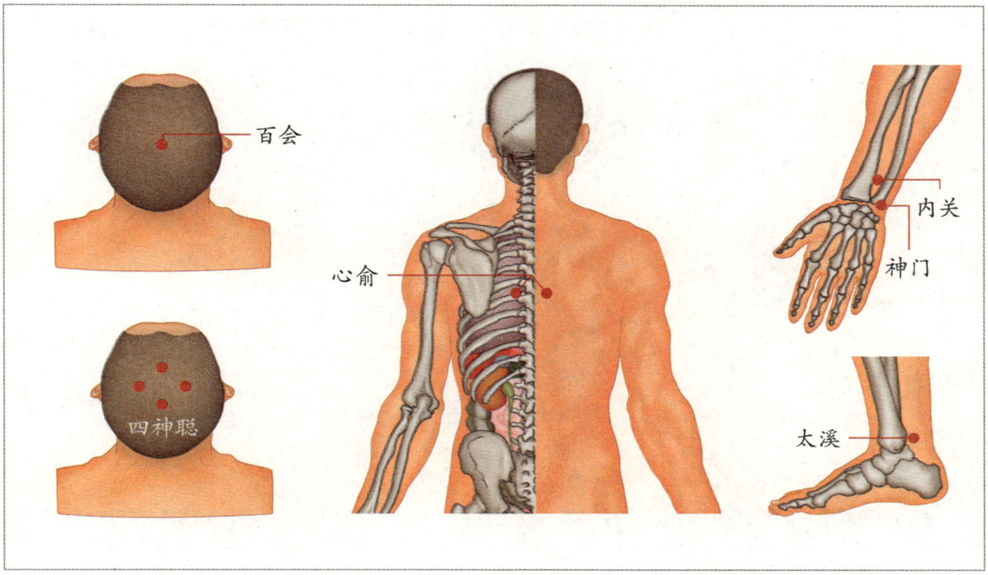


**百　会**　在头部，前发际正中直上5寸。

**四神聪**　在头顶部，百会穴前后左右各1寸，共4穴。

**太　溪**　在踝区，内踝尖与跟腱之间的凹陷中。

**内　关**　在前臂掌侧，曲泽与大陵的连线上，腕横纹上2寸，掌长肌腱与桡侧腕屈肌腱间。

**心　俞**　在背部脊柱区，第5胸椎棘突下，后正中线旁开1.5寸。

**神　门**　位于腕部，腕掌侧横纹尺侧端，尺侧腕屈肌腱桡侧凹陷处。

## 操作示例

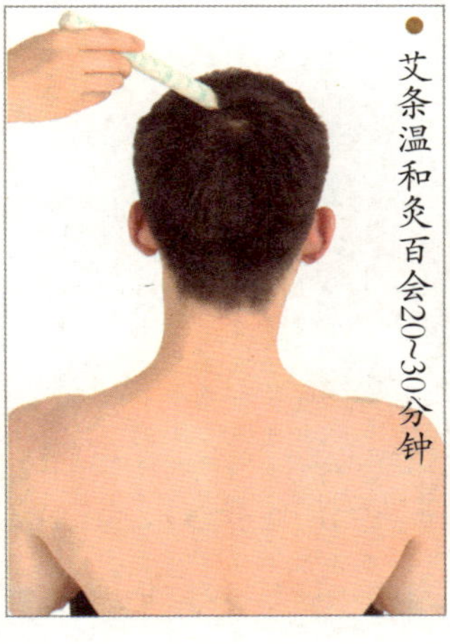
艾条温和灸百会20~30分钟

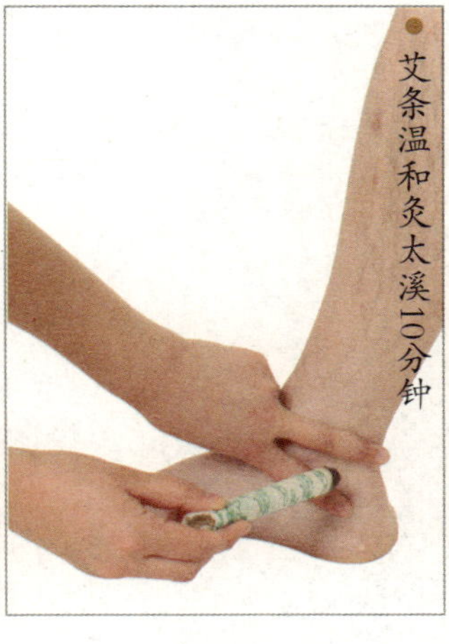
艾条温和灸太溪10分钟

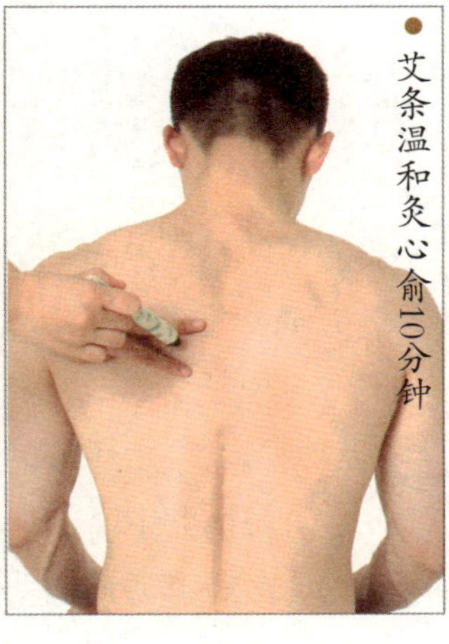
艾条温和灸心俞10分钟

# 卒中后遗症

卒中后遗症分为缺血性脑卒中后遗症和出血性脑卒中后遗症。艾灸疗法具有疏经活络、理气活血的作用，能有效减轻其后遗症。

## 症状表现

猝然昏倒、不省人事及醒后伴有口角歪斜、语言不利等典型表现。

| | 灸法 | 体位 | 取穴 | 时间/数量 | 次数/疗程 |
|---|---|---|---|---|---|
| 疗法一 | 艾条温和灸 | 合适体位 | 足三里、曲池、外关、肩髃 | 每次每穴施灸15~20分钟 | 10次为1个疗程，每个疗程之间休息3日 |
| 疗法二 | 艾条温和灸 | 合适体位 | 足三里、风市、悬钟、阳陵泉、环跳 | 每次每穴施灸15~20分钟 | 10次为1个疗程，每个疗程之间休息3日 |

增效简方

## 拔罐疗法

**选穴** 委中。

**体位** 俯卧位。

**所需器具** 火罐、三棱针。

**操作** 用手掌轻拍数次委中，使紫脉浮络充分暴露，严格消毒后，将三棱针对准穴位血络点刺，不按其孔。拔针后用闪火罐法吸拔穴位10~15分钟，不留罐。

## 定位取穴方法

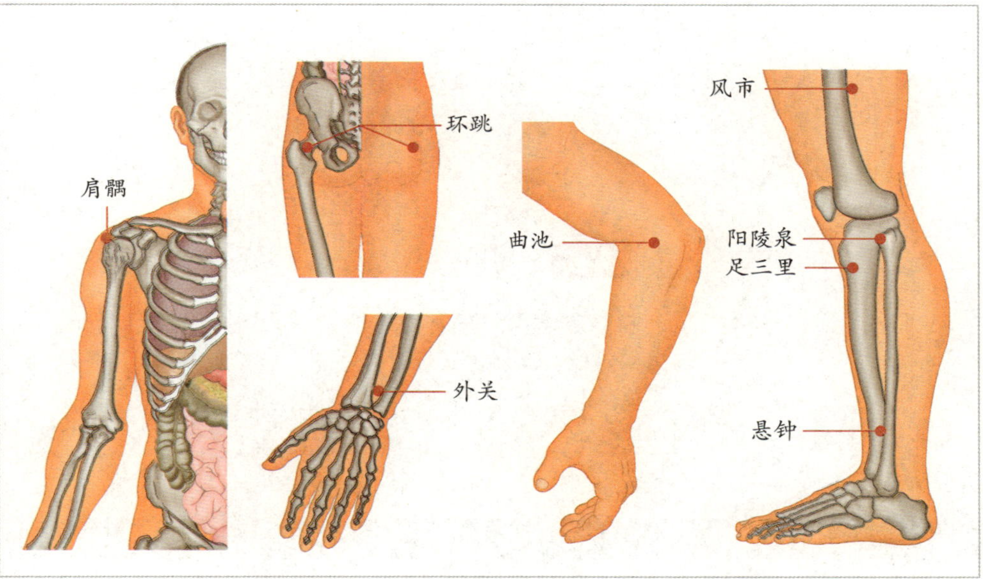


**足三里**　在小腿外侧，犊鼻下3寸，犊鼻与解溪连线上。

**曲　池**　在肘横纹外侧端，屈肘，尺泽与肱骨外上髁连线的中点。

**外　关**　在前臂后区，腕背侧远端横纹上2寸，尺骨与桡骨之间。

**肩　髃**　在肩部三角肌上，臂外展或向前平伸时，肩峰前下方凹陷处。

**风　市**　在大腿外侧部中线上，腘横纹上7寸，股外侧肌与股二头肌之间。

**悬　钟**　在小腿外侧，外踝尖上3寸，腓骨前缘。

**阳陵泉**　在小腿外侧，位于腓骨头前下方凹陷处。

**环　跳**　侧卧屈股，在股骨大转子最凸点与骶管裂孔连线的外1/3与中1/3交点处。

## 操作示例

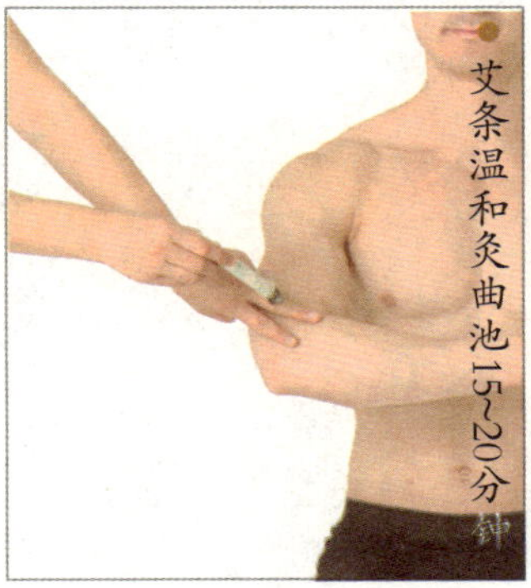

艾条温和灸曲池15~20分钟

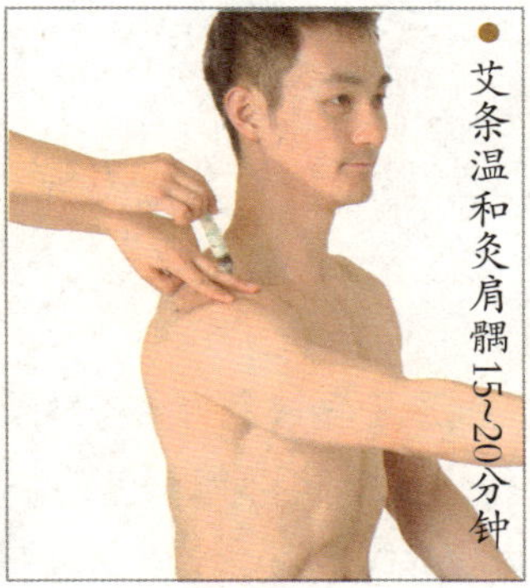

艾条温和灸肩髃15~20分钟

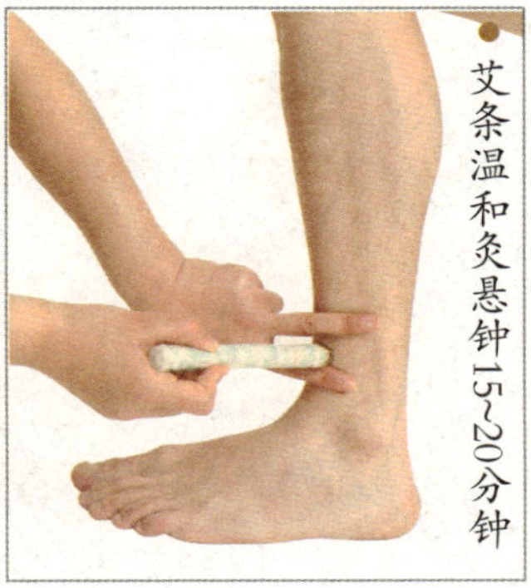

艾条温和灸悬钟15~20分钟

# 尿潴留

尿潴留多由脾、肺、肾三脏功能不足或肝气郁滞、湿热下注、瘀血阻滞等因素导致。艾灸疗法通过清热利湿、温肾补脾而治疗此病。

## 症状表现

膀胱胀满而无法排尿，伴有因明显尿意而引起的疼痛和焦虑；尿频、尿不尽感。

| | 灸法 | 体位 | 取穴 | 时间/数量 | 次数/疗程 |
|---|---|---|---|---|---|
| 疗法一 | 艾条温和灸 | 合适体位 | 肺俞、脾俞、肾俞、膀胱俞 | 每次每穴施灸15~20分钟 | 每日1次，7次为1个疗程 |
| 疗法二 | 艾条温和灸 | 合适体位 | 关元、中极、命门、膀胱俞、三阴交 | 每次每穴施灸15~20分钟 | 每日1~2次，6次为1个疗程 |

增效简方

## 拔罐疗法

**选穴** 足三里、三阴交。

**配穴** 脾胃气虚者，加脾俞、胃俞、气海。

**体位** 坐位。

**所需器具** 火罐。

**操作** 先对三阴交、足三里进行单纯拔罐法，留罐10~15分钟。再随症配伍相应的穴位，如加用脾俞、胃俞。拔气海可配合艾灸的方法，以助其气化功能。每日2~3次，10~15日为1个疗程。

## 定位取穴方法

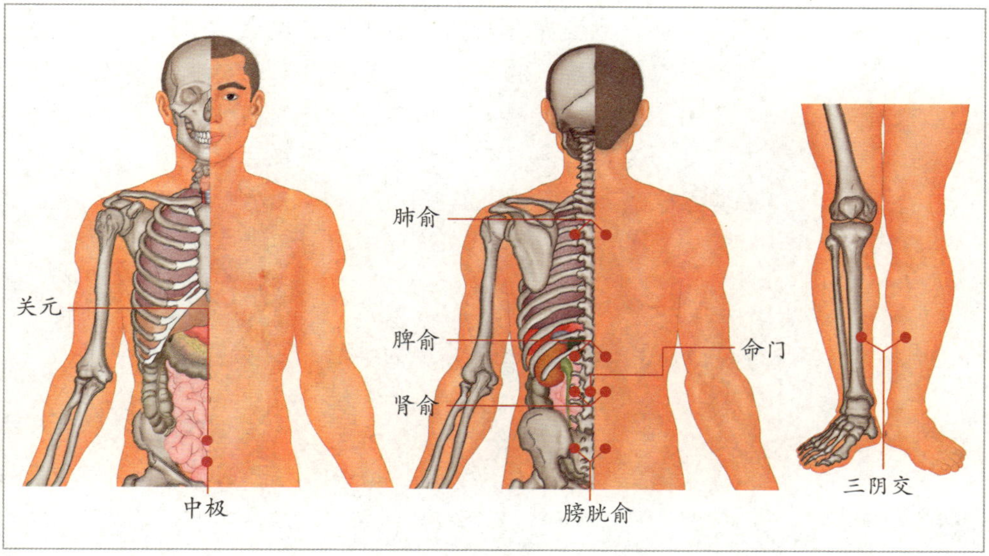


**肺　俞**　在背部脊柱区，第3胸椎棘突下，后正中线旁开1.5寸。

**脾　俞**　在背部脊柱区，第11胸椎棘突下，后正中线旁开1.5寸。

**肾　俞**　在腰部，第2腰椎棘突下，后正中线旁开1.5寸。

**膀胱俞**　在骶部，横平第2骶后孔，骶正中嵴旁开1.5寸。

**关　元**　在下腹部，前正中线上，脐中下3寸。

**中　极**　在下腹部，前正中线上，脐中下4寸。

**命　门**　在腰部，后正中线上，第2腰椎棘突下凹陷中。

**三阴交**　在小腿内侧，内踝尖上3寸，胫骨内侧缘后际。

## 操作示例

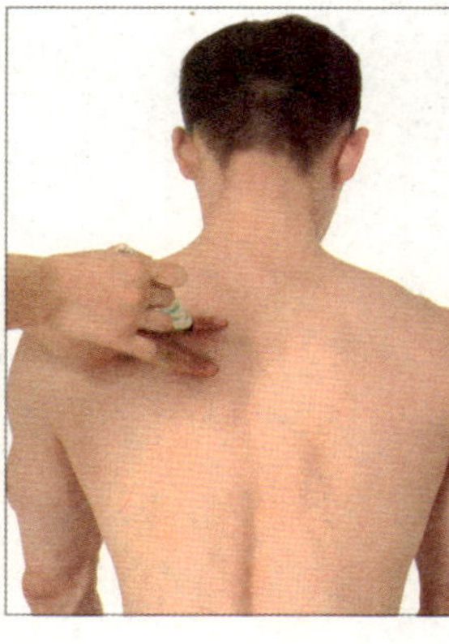
艾条温和灸肺俞15~20分钟

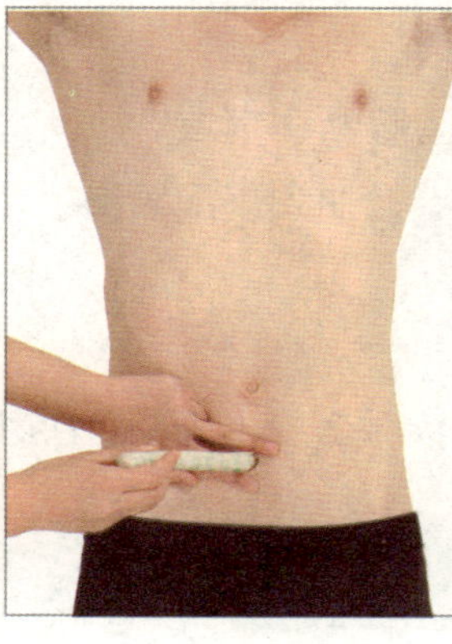
艾条温和灸关元15~20分钟

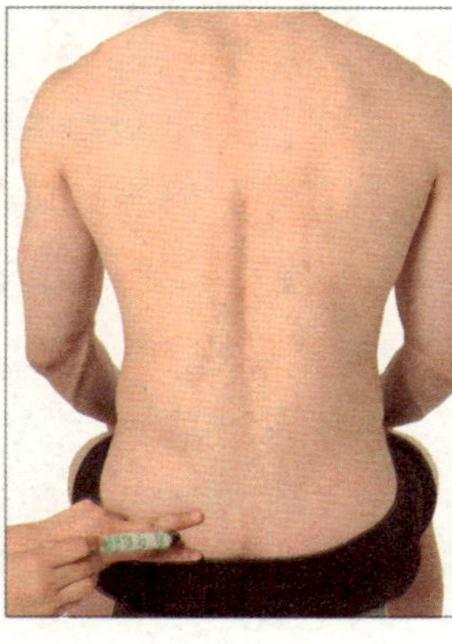
艾条温和灸膀胱俞15~20分钟

# 尿路感染

尿路感染是指细菌（多为大肠埃希菌）在尿路内繁殖，引起尿道、膀胱、输尿管等部位的感染，其发病率仅次于上呼吸道感染。尿路感染与气阴亏损、外邪入侵有关，艾灸疗法可强身补气，提高机体免疫力，能改善其症状。

**症状表现**

以尿频、尿急、尿痛为典型表现。

| | 灸法 | 体位 | 取穴 | 时间/数量 | 次数/疗程 |
|---|---|---|---|---|---|
| 疗法一 | 艾条雀啄灸 | 合适体位 | 三焦俞、膀胱俞、三阴交、中极 | 每次每穴施灸5~10分钟 | 每日或隔日1次，10次为1个疗程。每个疗程间休息1日 |
| 疗法二 | 艾条温和灸 | 合适体位 | 关元、中极、三阴交、肾俞、膀胱俞 | 每次每穴施灸5~10分钟 | 隔日1次，10次为1个疗程 |

增效简方

## 拔罐疗法

**选穴** 中极、关元、膀胱俞、气海。

**配穴** 伴有腰膝酸软者，加太溪、照海、肾俞。

**体位** 仰卧位、坐位。

**所需器具** 火罐。

**操作** 先对主穴用闪火法拔罐，留罐10~15分钟，要防止皮肤出现水疱。气海、照海用小号的火罐进行吸拔，留罐时间可以稍长，20分钟左右。

## 定位取穴方法

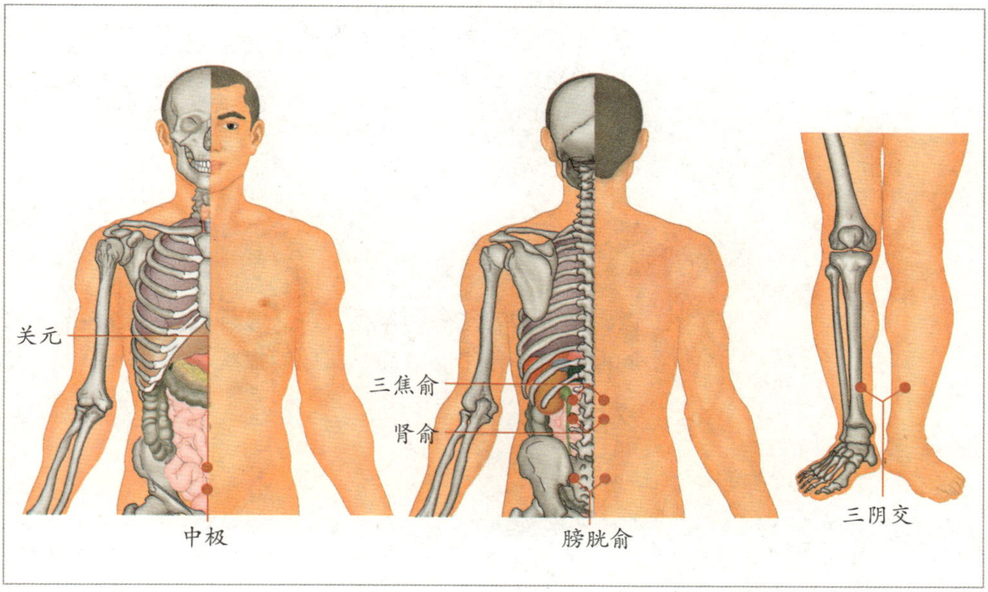


**三焦俞**　在腰部，第1腰椎棘突下，后正中线旁开1.5寸。

**膀胱俞**　在骶部，横平第2骶后孔，骶正中嵴旁开1.5寸。

**三阴交**　在小腿内侧，内踝尖上3寸，胫骨内侧缘后际。

**中　极**　在下腹部，前正中线上，脐中下4寸。

**关　元**　在下腹部，前正中线上，脐中下3寸。

**肾　俞**　在腰部，第2腰椎棘突下，后正中线旁开1.5寸。

## 操作示例

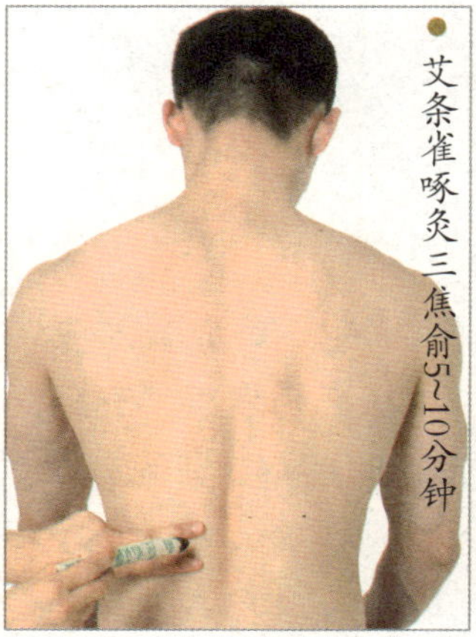


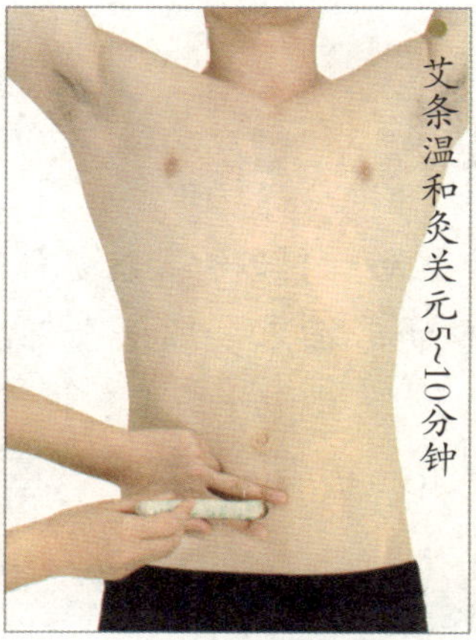


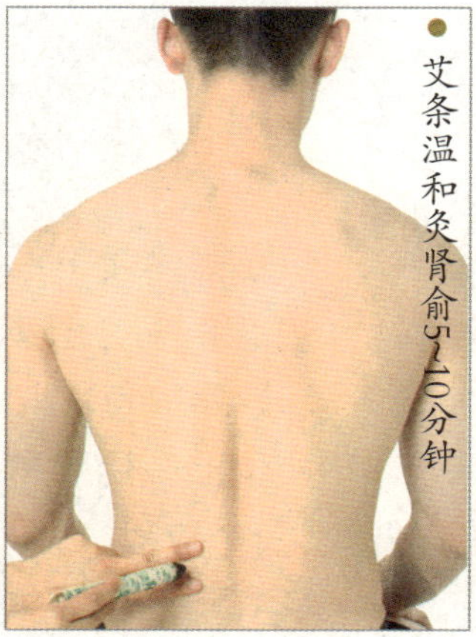

# 尿石症

中医认为，尿石症是由肾脾亏虚、湿热下注、气滞血瘀导致的。艾灸疗法可以健脾强肾、祛热除湿、行气活血，因此，可改善其症状。

**症状表现**

以肾与输尿管结石为常见，临床表现因结石所在部位不同而有异，但常有绞痛、血尿的症状。

| | 灸法 | 体位 | 取穴 | 时间/数量 | 次数/疗程 |
|---|---|---|---|---|---|
| 疗法 | 艾条温和灸 | 合适体位 | 三焦俞、阴谷、肾俞、膀胱俞、三阴交、天枢、气海、京门 | 每次取3~5个穴位，每次每穴施灸10~15分钟 | 每日1次，10次为1个疗程，每个疗程之间休息2~3日 |

增效简方

## 大枣敷贴法

**原料** 大枣10颗，大戟、甘遂、芫花各等份。

**用法** 将上述药材研成细末，加入75%乙醇溶液、蜂蜜调匀成膏状；用时每次取3~5克，敷贴于肾俞、神阙、中极、阴陵泉、三阴交穴位上，用胶布固定，48小时后取下，停药6小时后继续外敷。5次为1个疗程。

**主治** 对泌尿系统结石有效。

## 定位取穴方法

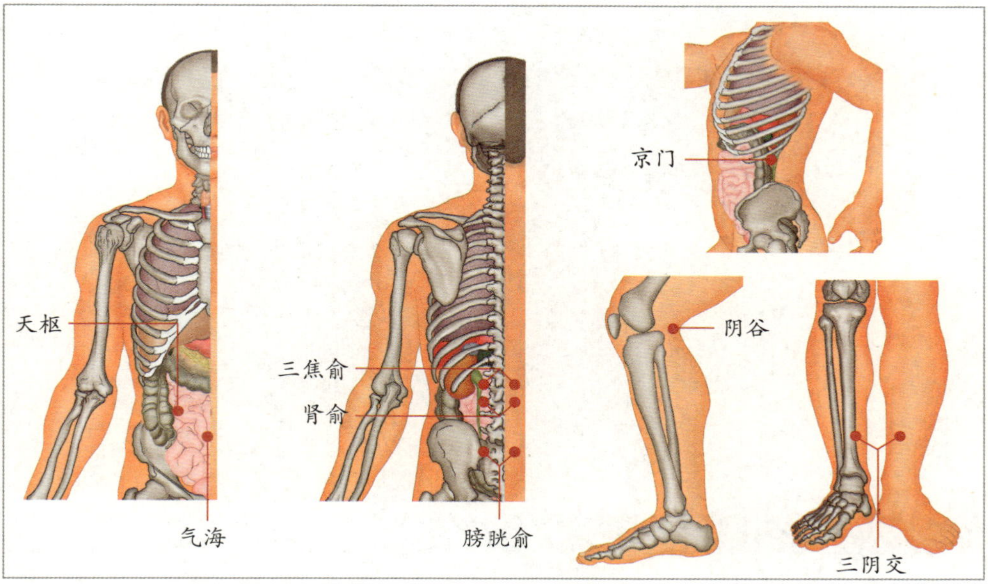


**三焦俞**　在腰部，第1腰椎棘突下，后正中线旁开1.5寸。

**阴　谷**　在腘窝内侧，腘横纹上，半腱肌肌腱与半膜肌肌腱之间。

**肾　俞**　在腰部，第2腰椎棘突下，后正中线旁开1.5寸。

**膀胱俞**　在骶部，横平第2骶后孔，骶正中嵴旁开1.5寸。

**三阴交**　在小腿内侧，内踝尖上3寸，胫骨内侧缘后际。

**天　枢**　在腹部，横平脐中，前正中线旁开2寸。

**气　海**　在下腹部，前正中线上，脐中下1.5寸。

**京　门**　在侧腰部，章门后1.8寸，第12肋骨游离端的下方。

## 操作示例

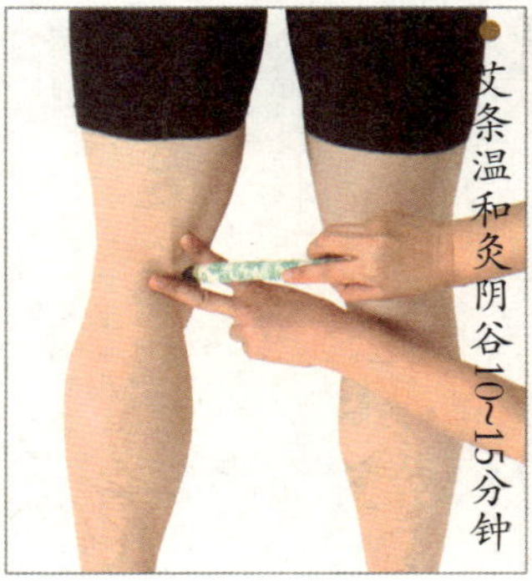
艾条温和灸阴谷10~15分钟

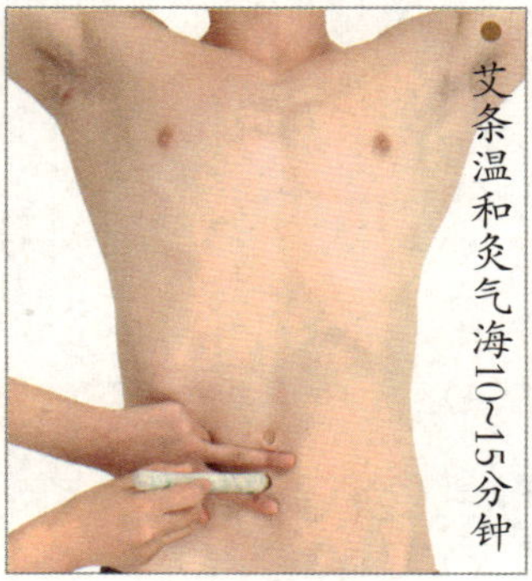
艾条温和灸气海10~15分钟

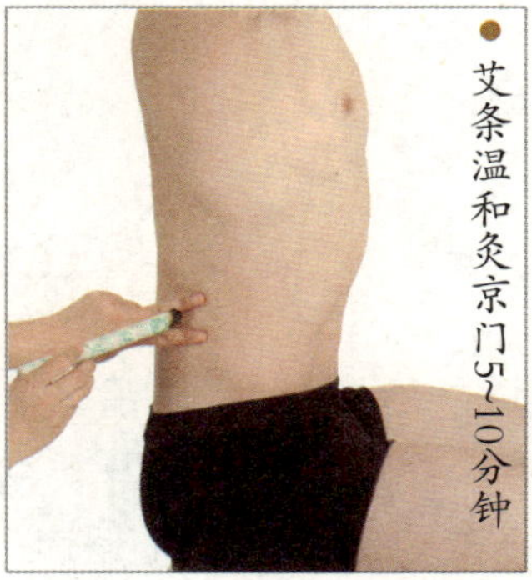
艾条温和灸京门5~10分钟

# 肥胖症

中医认为，肥胖症多由痰湿壅塞，阻碍气机运行，且脾胃的运化功能减弱而引起。艾灸疗法可以改善气虚与痰湿瘀塞的状况，从而可以辅助治疗肥胖症。

**症状表现**

将体重（千克）除以身高（米）的平方，数值>30即为肥胖。

| | 灸法 | 体位 | 取穴 | 时间/数量 | 次数/疗程 |
|---|---|---|---|---|---|
| 疗法一 | 艾条温和灸 | 合适体位 | 太冲、公孙 | 每次每穴施灸15~20分钟 | 每日1次，10次为1个疗程，每个疗程之间休息3日 |
| 疗法二 | 艾条温和灸或艾条回旋灸 | 合适体位 | 肺俞、肝俞、肾俞、膈俞、胃俞 | 每次每穴施灸15~20分钟 | 每日1次，10次为1个疗程，每个疗程之间休息3日 |
| 疗法三 | 艾条温和灸或艾条回旋灸 | 合适体位 | 中脘、水分、关元、三阴交、阳陵泉 | 每次每穴施灸15~20分钟 | 每日1次，10次为1个疗程，每个疗程之间休息3日。与疗法二交替使用 |

**增效简方**

## 魔芋精粉

**原料** 魔芋精粉适量。

**用法** 用开水冲服，每次1~2克，每日3次，3个月为1个疗程。

**主治** 适用于肥胖症。

## 定位取穴方法

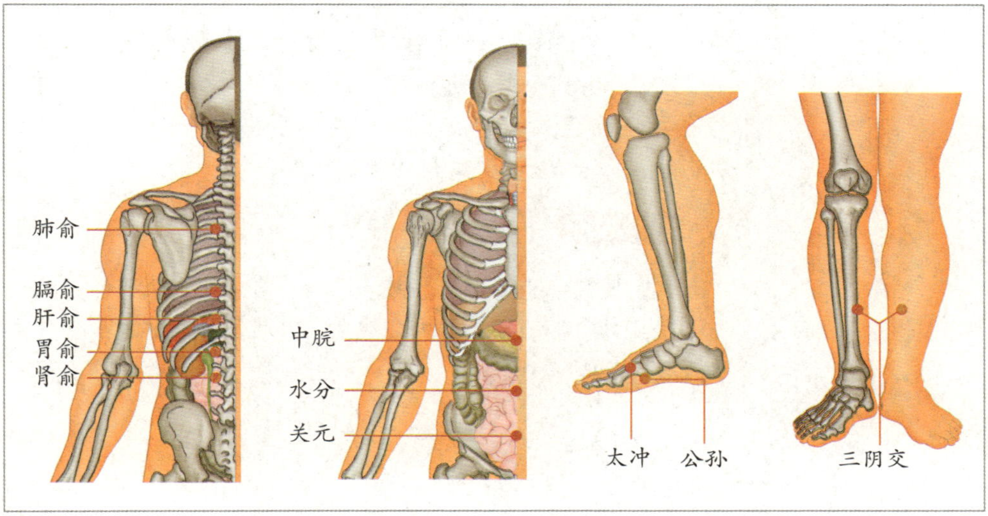


**太　冲**　在足背，第1、2跖骨之间，跖骨底结合部前方凹陷处，在䟴长伸肌腱外缘处。

**公　孙**　在跖区，第1跖骨底的前下缘赤白肉际处。

**肺　俞**　在背部脊柱区，第3胸椎棘突下，后正中线旁开1.5寸。

**肝　俞**　在背部脊柱区，第9胸椎棘突下，后正中线旁开1.5寸。

**肾　俞**　在腰部，第2腰椎棘突下，后正中线旁开1.5寸。

**膈　俞**　在背部脊柱区，第7胸椎棘突下，后正中线旁开1.5寸。

**胃　俞**　在背部脊柱区，第12胸椎棘突下，后正中线旁开1.5寸。

**中　脘**　在上腹部，前正中线上，脐中上4寸。

**水　分**　在上腹部，前正中线上，脐中上1寸。

**关　元**　在下腹部，前正中线上，脐中下3寸。

**三阴交**　在小腿内侧，内踝尖上3寸，胫骨内侧缘后际。

## 操作示例

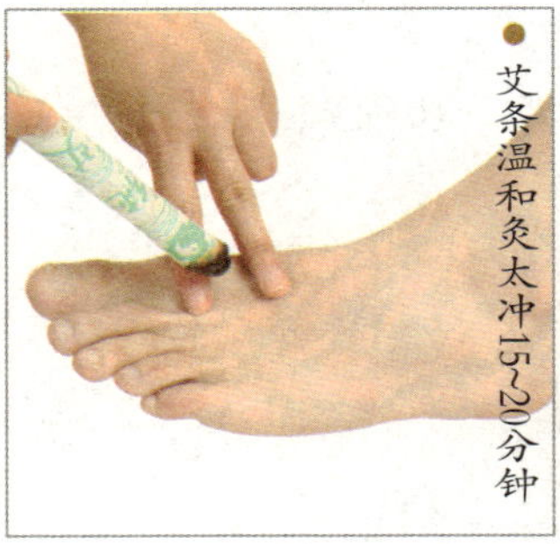
艾条温和灸太冲15~20分钟

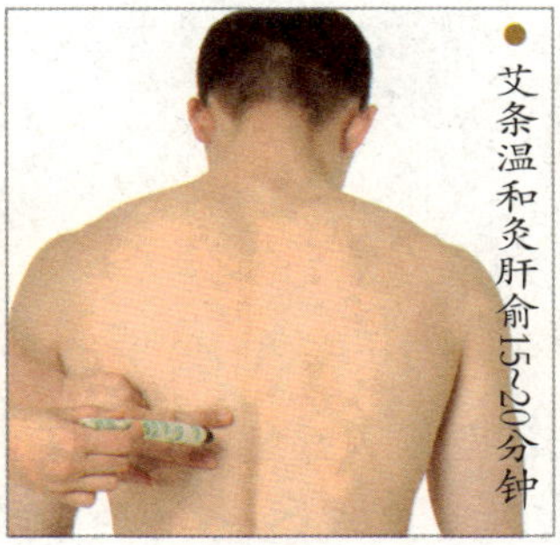
艾条温和灸肝俞15~20分钟

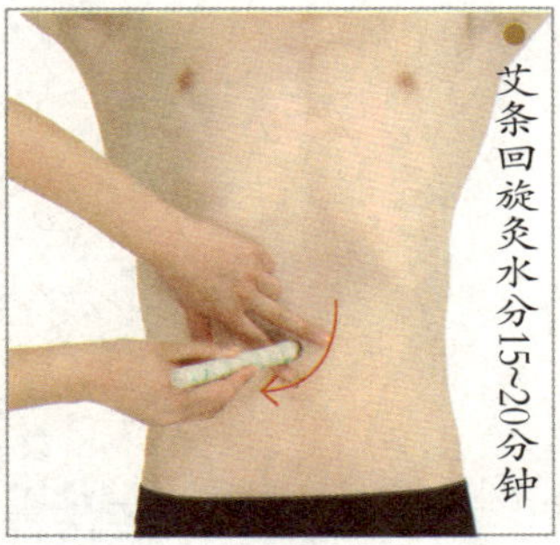
艾条回旋灸水分15~20分钟

# 甲状腺功能亢进

甲状腺功能亢进简称甲亢，是由多种原因引起的甲状腺激素分泌过多所致的一种内分泌疾病。此病主要与自身免疫反应因素有关。艾灸疗法有助于调节免疫功能，从而起到防治疾病的作用。

## 症状表现

主要表现为多食、消瘦、畏热、多汗、心悸等高代谢综合征，神经和血管兴奋增强，以及不同程度的甲状腺肿大和眼突、手颤、颈部血管杂音等为特征。

| | 灸法 | 体位 | 取穴 | 时间/数量 | 次数/疗程 |
|---|---|---|---|---|---|
| 疗法一 | 艾条温和灸 | 合适体位 | 膈俞、阴陵泉、肺俞、脾俞 | 每次每穴施灸10~15分钟 | 每日1次，10次为1个疗程，每个疗程之间休息1日 |
| 疗法二 | 艾条温和灸 | 合适体位 | 膻中、章门、丰隆、尺泽 | 每次每穴施灸10~15分钟 | 每日1次，10次为1个疗程，每个疗程之间休息1日 |

增效简方

## 拔罐疗法

**选穴** 夹脊、天突、期门、复溜。

**配穴** 发热明显者，加大椎、曲池；多汗者，加后溪；心悸明显者，加神门、通里。

**体位** 仰卧位、坐位。

**所需器具** 刮痧板。

**操作** 夹脊沿着穴位按照从上至下的方向进行刮拭。天突、期门用刮痧板的薄缘刮拭。刮拭复溜需顺着肾经的方向由远端至近端操作。

## 定位取穴方法

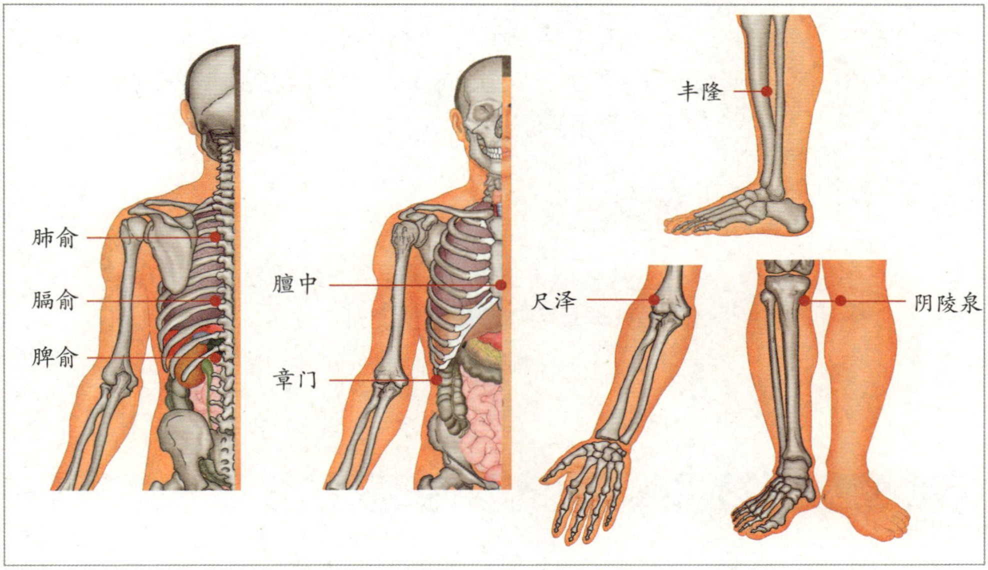


**膈　俞**　在背部脊柱区，第7胸椎棘突下，后正中线旁开1.5寸。

**阴陵泉**　在小腿内侧，胫骨内侧髁下缘与胫骨内侧缘之间的凹陷中。

**肺　俞**　在背部脊柱区，第3胸椎棘突下，后正中线旁开1.5寸。

**脾　俞**　在背部脊柱区，第11胸椎棘突下，后正中线旁开1.5寸。

**膻　中**　在前正中线上，平第4肋间隙，两乳头连线的中点。

**章　门**　在侧腹部，第11肋游离端的下方处。

**丰　隆**　在小腿外侧，外踝尖上8寸，胫骨前肌前缘2横指（中指）处。

**尺　泽**　在肘区，位于肘横纹上，肱二头肌腱桡侧缘凹陷中。

## 操作示例

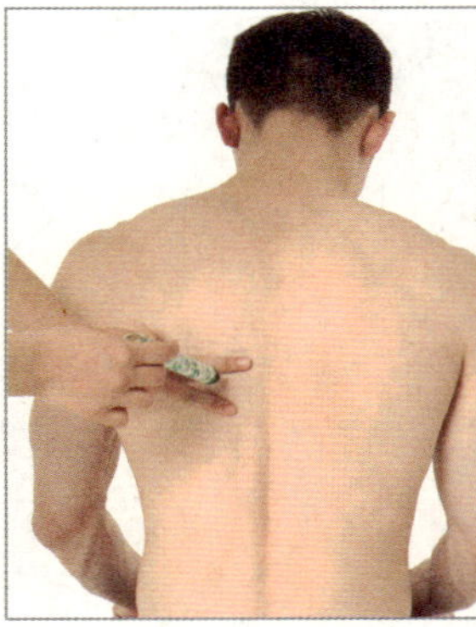

艾条温和灸膈俞10~15分钟

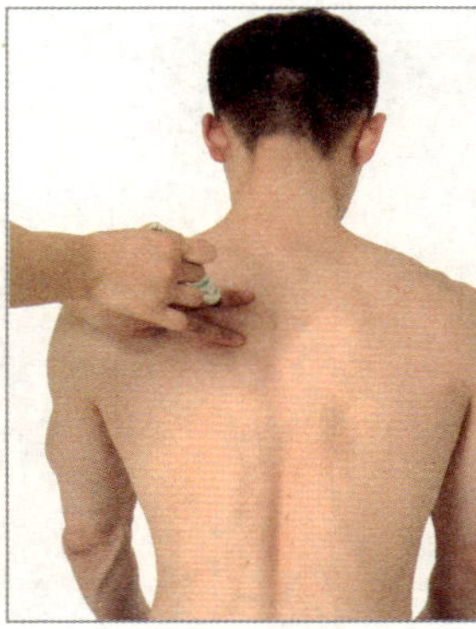

艾条温和灸肺俞10~15分钟

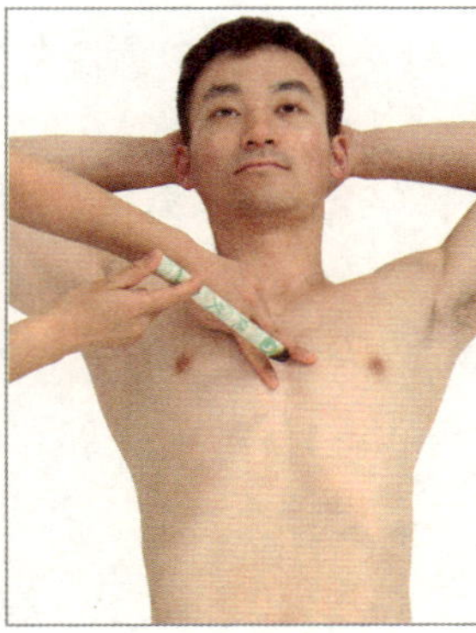

艾条温和灸膻中10~15分钟

# 糖尿病

中医将糖尿病分为肺热伤津、胃热炽盛、肾阴亏虚三种证型，艾灸疗法可以调理气血和平衡脏腑，有助于改善糖尿病。

## 症状表现

身体疲乏无力、口渴多饮、容易饥饿、小便次数增多、尿量增加、身体快速消瘦等。

| | 灸法 | 体位 | 取穴 | 时间/数量 | 次数/疗程 |
|---|---|---|---|---|---|
| 疗法一 | 艾炷无瘢痕灸 | 合适体位 | 胃脘下俞、中脘、三阴交 | 每次每穴施灸3壮 | 每日1次，10次为1个疗程，每个疗程之间休息1日，连续施灸6个疗程 |
| 疗法二 | 艾炷无瘢痕灸 | 合适体位 | 肺俞、胃脘下俞、尺泽、太渊、少府 | 每次每穴施灸3壮 | 每日1次，10次为1个疗程，每个疗程之间休息1日，连续施灸6个疗程 |
| 疗法三 | 艾炷无瘢痕灸 | 合适体位 | 胃脘下俞、肾俞、三阴交、关元、太溪 | 每次每穴施灸3壮 | 每日1次，10次为1个疗程，每个疗程之间休息1日，连续施灸6个疗程 |

增效简方

## 神阙穴敷贴法

**原料** 鬼箭羽30克，当归20克，云南白药12克，丹参、肉桂、生黄芪、生地黄各10克，阿司匹林5克。

**用法** 将上述药材研成细末，用时取适量，加入1~2支能量合剂调匀，敷贴于脐中神阙穴，外用麝香壮骨膏固定。每日换药1次，10次为1个疗程。

**主治** 对于改善糖尿病病情有一定的效果。

## 定位取穴方法

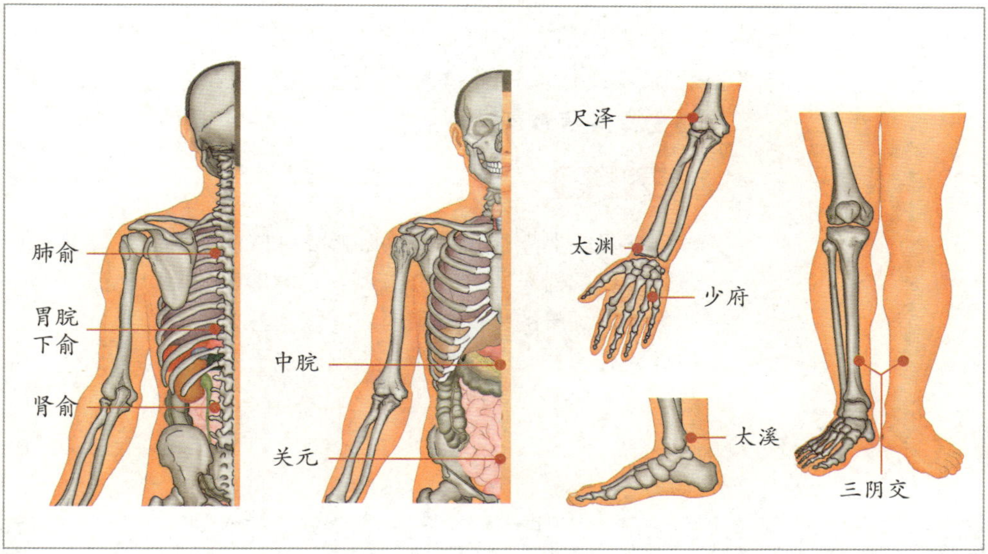


**胃脘下俞** 平第8胸椎棘突下，后正中线旁开1.5寸。

**中　脘** 在上腹部，前正中线上，脐中4寸。

**三阴交** 在小腿内侧，内踝尖上3寸，胫骨内侧缘后际。

**肺　俞** 在背部脊柱区，第3胸椎棘突下，后正中线旁开1.5寸。

**尺　泽** 在肘区，位于肘横纹上，肱二头肌腱桡侧缘凹陷中。

**太　渊** 在腕掌侧横纹桡侧，桡动脉搏动处。

**少　府** 在手掌面，横平第5掌指关节近端，第4、5掌骨之间。

**肾　俞** 在腰部，第2腰椎棘突下，后正中线旁开1.5寸。

**关　元** 在下腹部，前正中线上，脐中下3寸。

**太　溪** 在踝区，内踝尖与跟腱之间的凹陷中。

## 操作示例

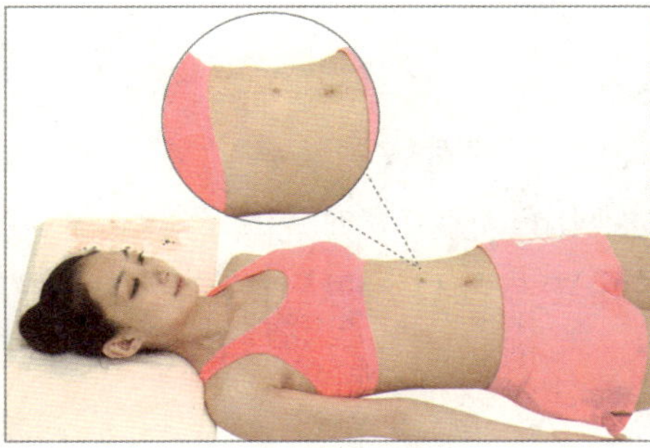

艾炷无瘢痕灸中脘3壮

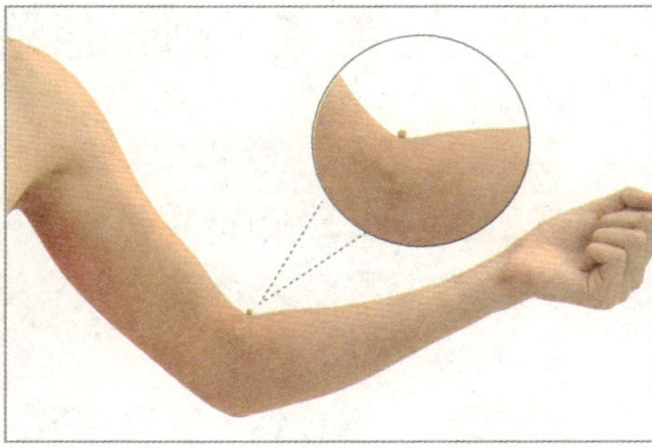

艾炷无瘢痕灸尺泽3壮

# 痛风

中医认为，痛风主要是由于阳虚体弱、外邪入侵、热毒留滞造成关节处瘀堵所致，艾灸疗法可通过疏通经络而发挥防治痛风的功效。

**症状表现**

痛风的典型症状是有踇趾疼痛肿胀的情况，尤其是急性发作的时候，往往会出现剧烈的疼痛症状，也可以引起其他关节的疼痛肿胀的症状。急性痛风发作部位出现红、肿、热、剧烈疼痛，一般多在子夜发作。

| | 灸法 | 体位 | 取穴 | 时间/数量 | 次数/疗程 |
|---|---|---|---|---|---|
| 疗法一 | 艾炷隔姜灸 | 合适体位 | 阿是穴 | 对关节最红肿的部位施灸5~7壮 | 疼痛较重者，每日1次，疼痛有所缓解者隔日1次，5次为1个疗程，每个疗程之间休息1日 |
| 疗法二 | 艾条回旋灸 | 合适体位 | 曲池、大椎、身柱 | 每次每穴施灸10~15分钟，以患者皮肤感到灼热为度 | 每日1次，5次为1个疗程。每个疗程之间休息1日 |

**增效简方**

## 大黄苍白敷贴法

**原料** 大黄、苍术、黄柏、白芷各20克，冰片、青黛各10克。

**用法** 将上述药材共研细末；用时取出5~10克，加入蜂蜜调匀成糊状，敷贴于患处，盖上油光纸，并用纱布包裹。每日换药1次，3次为1个疗程。

**功效** 疏通经络，防治痛风。

## 定位取穴方法

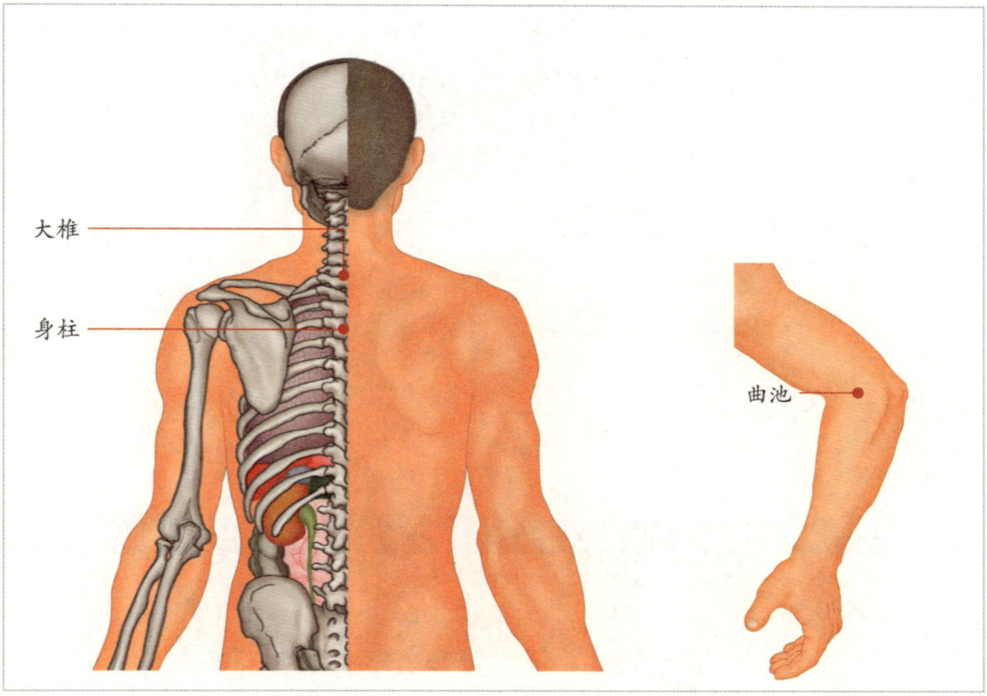


**阿是穴**　红肿最明显处。

**曲　池**　在肘横纹外侧端，屈肘，即尺泽与肱骨外上髁连线的中点。

**大　椎**　在后正中线上，第7颈椎棘突下凹陷中。

**身　柱**　在背部脊柱区，第3胸椎棘突下凹陷中。

## 操作示例

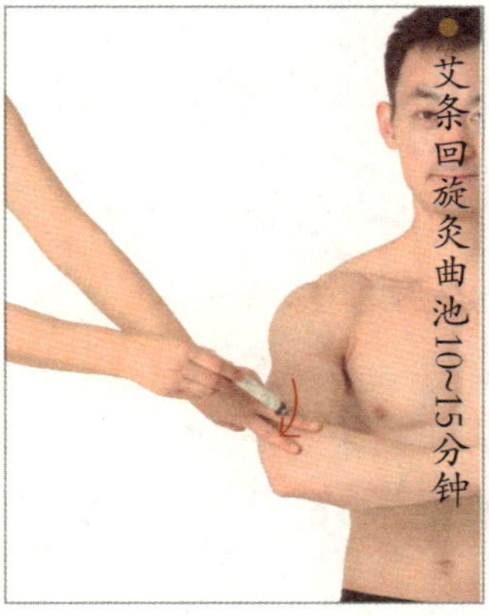
艾条回旋灸曲池10~15分钟

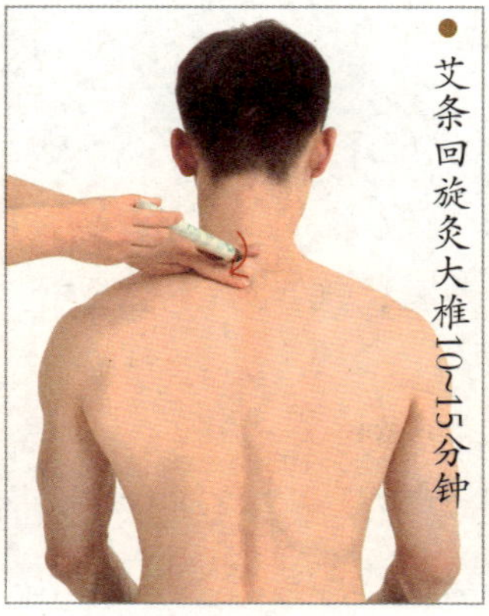
艾条回旋灸大椎10~15分钟

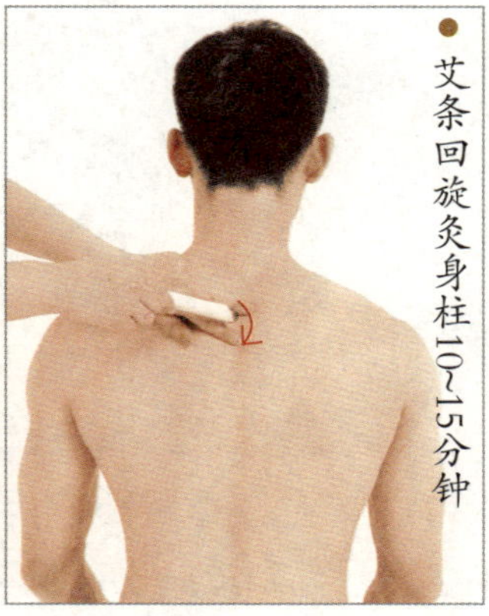
艾条回旋灸身柱10~15分钟

# 咳嗽

中医将咳嗽分为外感咳嗽和内伤咳嗽。外感咳嗽常因气候变化引起；而内伤咳嗽则是由脏腑功能失调影响到肺所致。中医外治疗法可以通过对体表的作用影响深层气血的流通，从而促进邪气的外泄。

**症状表现**

外感咳嗽常伴有头痛、身痛、鼻塞、流涕、咽干等外感症状；内伤咳嗽往往咳嗽时间较长，而且反复发作。

| | 灸法 | 体位 | 取穴 | 时间/数量 | 次数/疗程 |
|---|---|---|---|---|---|
| 疗法一 | 艾条温和灸或回旋灸 | 合适体位 | 肺俞、孔最、太溪 | 每次每穴施灸15分钟左右 | 每日1组，2组轮换，每组灸3~4日 |
| 疗法二 | 艾条温和灸 | 合适体位 | 足三里、丰隆 | 每次每穴施灸15分钟左右 | |

增效简方

## 刮痧疗法

**选穴** 天突、膻中、尺泽、肺俞。

**配穴** 外感邪气所引起者，加风池、风门；内伤咳嗽者，加脾俞、肾俞、三阴交；痰多者，加丰隆、足三里；胸闷者，加内关。

**体位** 仰卧位、坐位。

**所需器具** 刮痧板、瓷勺。

**操作** 用刮痧板的厚缘从天突至膻中进行刮拭，再刮尺泽、肺俞，直到皮肤出现瘀痕或变成紫红色为止。

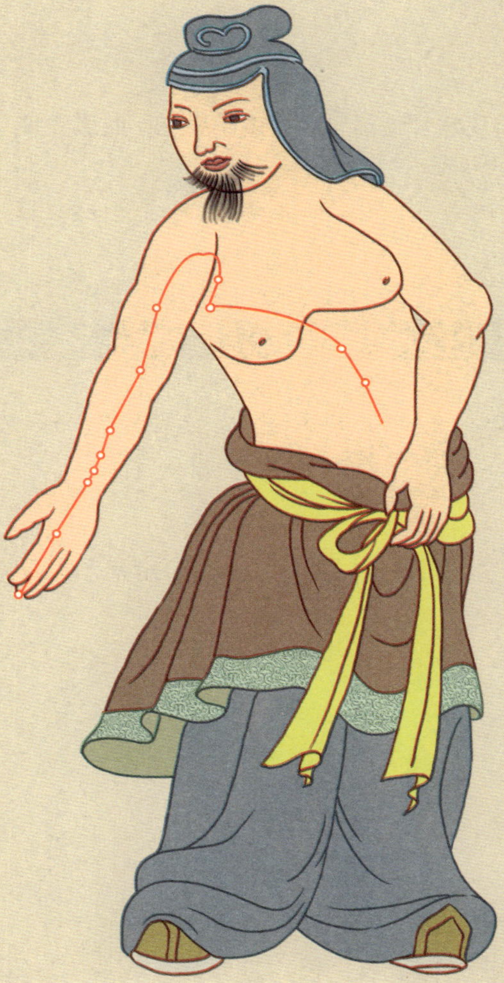

# 第3章

# 外科、骨科疾病的艾灸疗法

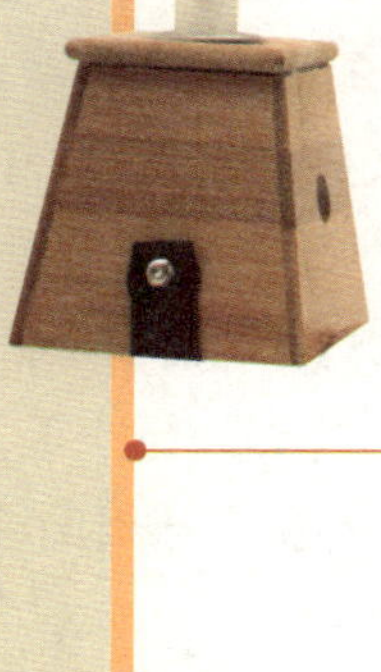

# 落枕

落枕的疼痛来源于颈项部位的小关节扭错或肌肉因缺血而发生痉挛。艾灸疗法可以疏通经络、畅通气血，从而改善落枕的症状。

## 症状表现

睡醒后出现急性颈部肌肉痉挛、强直、酸胀、疼痛及转头不便等。

| | 灸法 | 体位 | 取穴 | 时间/数量 | 次数/疗程 |
|---|---|---|---|---|---|
| 疗法一 | 艾条回旋灸 | 坐位或仰卧位 | 大椎、肩井、大杼 | 每次每穴灸10~15分钟，以患者感觉舒适、皮肤潮红为度 | 每日1次，5次为1个疗程 |
| 疗法二 | 艾条温和灸 | 坐位 | 阿是穴、大椎、外劳宫、悬钟、外关 | 每次选3~5个穴位，施灸时间为每穴10~15分钟 | 每日1次，5次为1个疗程 |

增效简方

## 拔罐疗法

**选穴** 大椎、天柱、肩外俞、悬钟、后溪、列缺。

**体位** 仰卧位、坐位。

**所需器具** 抽气罐、三棱针。

**操作** 首先对肩外俞、列缺进行吸拔，使用抽气罐，留罐10~20分钟，吸力不宜太强，以局部皮肤变成紫红为度。大椎配合三棱针放血治疗，使血由紫黑色变成红色为宜。吸拔后溪的时候要选用小号的抽气罐进行，而且吸拔时间不宜过长，以3~5分钟为宜。而悬钟、天柱也需要选用小号的抽气罐进行操作。

## 定位取穴方法

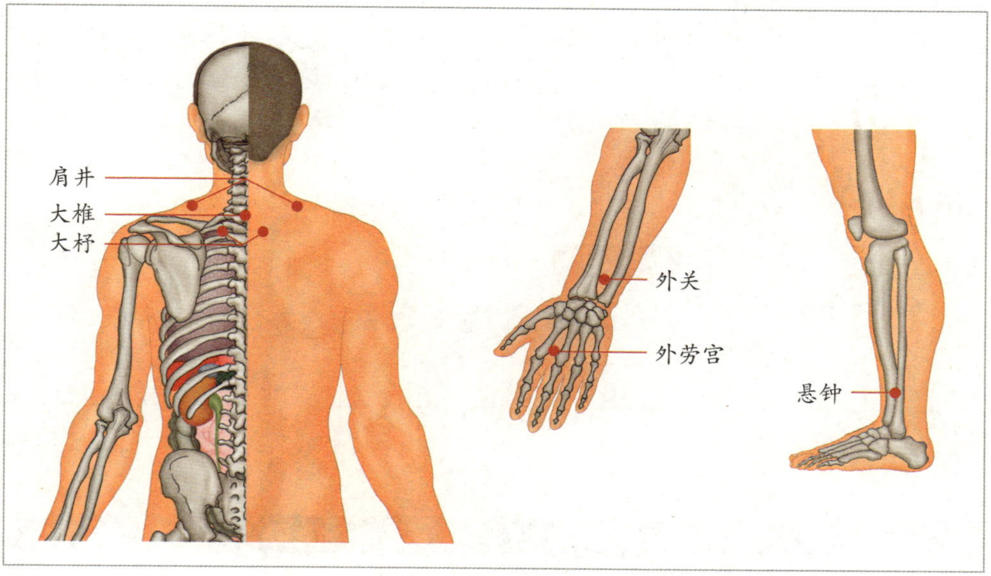


**大　椎**　在背部，后正中线上，第7颈椎棘突下凹陷中。

**肩　井**　在颈后部，前直乳中，在大椎与肩峰端连线的中点上。

**大　杼**　在背部脊柱区，第1胸椎棘突下，后正中线旁开1.5寸。

**阿是穴**　颈部疼痛最明显处。

**外劳宫**　在手背部，第2、3掌骨间，掌指关节后大约0.5寸处。

**悬　钟**　在小腿外侧，外踝尖上3寸，腓骨前缘。

**外　关**　在前臂后区，腕背侧远端横纹上2寸，尺骨与桡骨之间。

## 操作示例

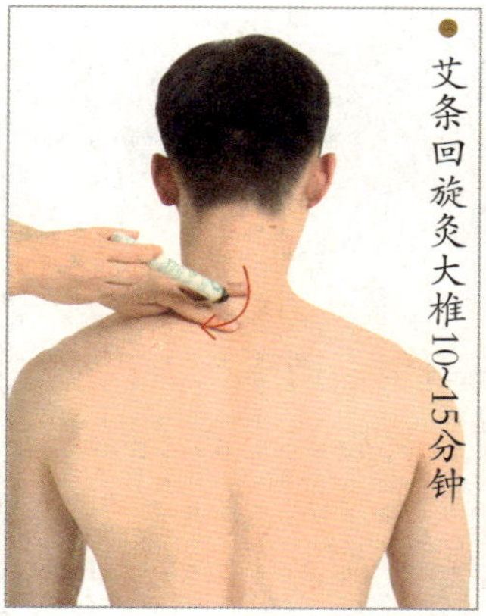
艾条回旋灸大椎10~15分钟

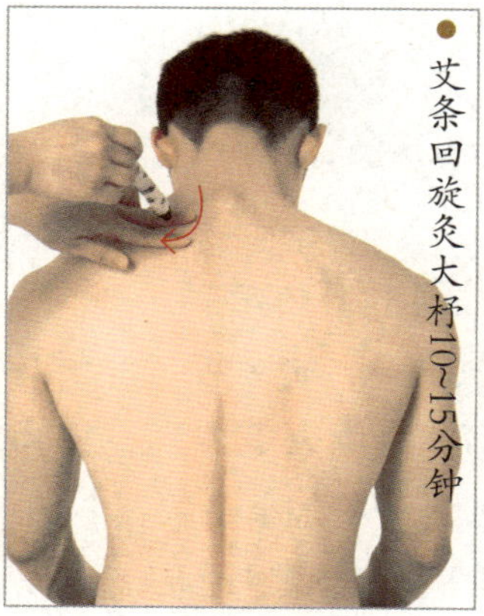
艾条回旋灸大杼10~15分钟

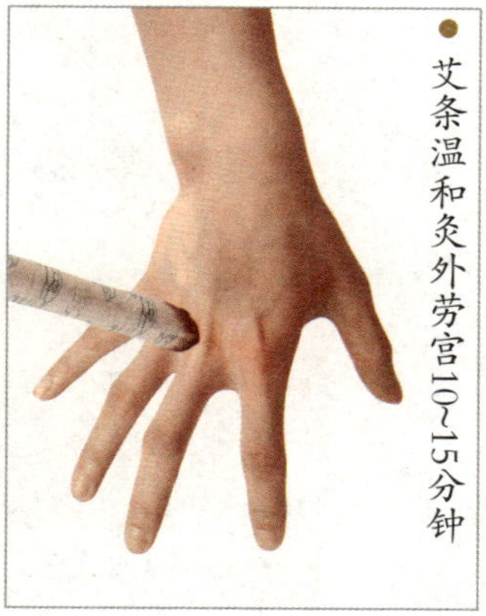
艾条温和灸外劳宫10~15分钟

# 颈椎病

中医认为，颈椎病多由风寒湿邪或气血不足所致，艾灸疗法可以温经散寒、疏经活络、疏通气血，从而辅助治疗颈椎病。

**症状表现**

颈肩臂疼痛、僵硬，疼痛可放射至前臂、手指，指尖有麻木感。

| | 灸法 | 体位 | 取穴 | 时间/数量 | 次数/疗程 |
|---|---|---|---|---|---|
| 疗法一 | 艾条回旋灸 | 坐位或俯卧位 | 颈百劳、大椎、天柱、大杼 | 每次每穴施灸10~15分钟 | 每日1次，10次为1个疗程，每个疗程之间休息1日 |
| 疗法二 | 艾炷无瘢痕灸 | 合适体位 | 大椎、外关、合谷、天柱、阿是穴、后溪 | 每次选3~5个穴位，每次每穴施灸3~5壮 | 每日施灸1~2次 |

增效简方

## 附子灸雌鸡

**原料** 雌乌鸡1只，生附子30克。

**用法** 将生附子去皮尖，研为细末；雌乌鸡宰杀，清除干净；把生附子末撒于雌乌鸡上，用火炙黄焦，捣为散。空腹时用酒送服，每次5~10克（用量可逐渐增加），每日2~3次。

**主治** 适用于颈椎病寒湿痹阻证。

## 定位取穴方法

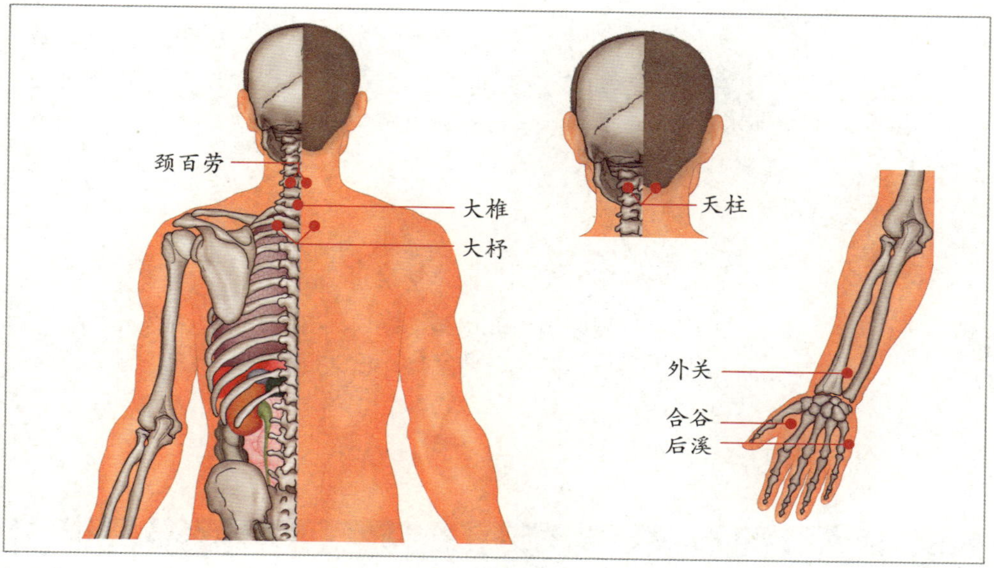


**颈百劳**　第7颈椎棘突直上2寸，后正中线旁开1寸。

**大　椎**　在后正中线上，第7颈椎棘突下凹陷中。

**天　柱**　在项部，位于斜方肌外缘之后发际凹陷中，约后发际正中旁开1.3寸。

**大　杼**　在背部脊柱区，第1胸椎棘突下，后正中线旁开1.5寸。

**外　关**　在前臂后区，腕背侧远端横纹上2寸，尺骨与桡骨之间。

**合　谷**　在手背，第1、2掌骨间，第2掌骨桡侧的中点处。

**阿是穴**　疼痛最明显的区域。

**后　溪**　在第5掌指关节尺侧后的掌指横纹头赤白肉际凹陷中。

## 操作示例

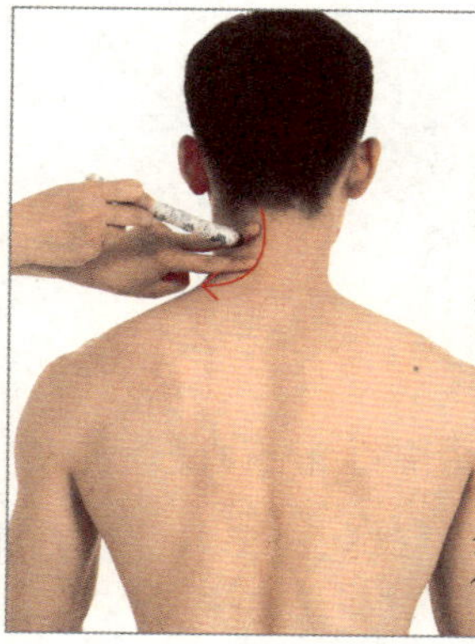
艾条回旋灸颈百劳10~15分钟

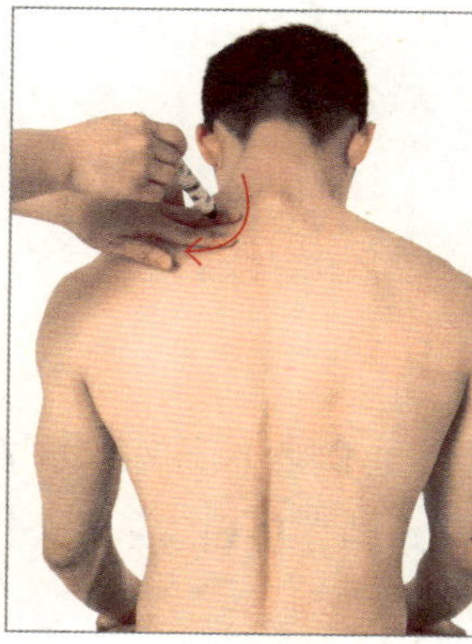
艾条回旋灸大杼10~15分钟

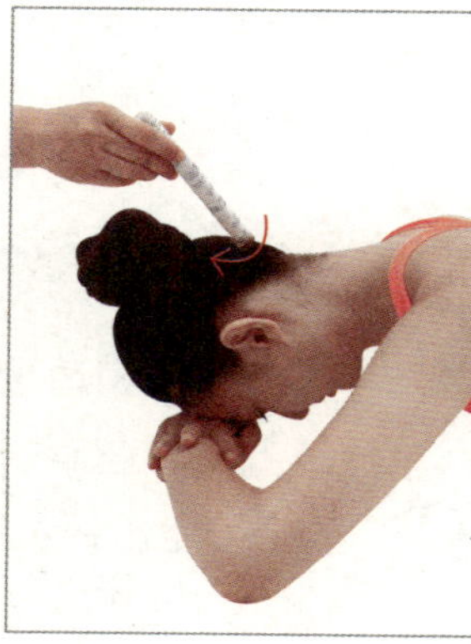
艾条回旋灸天柱10~15分钟

# 乳腺炎

中医认为，此病多由肝气郁滞或产后积热、气血凝滞、乳络阻塞而引起。艾灸疗法有疏通肝气、通络化瘀的作用，从而可辅助治疗此病。

**症状表现**

主要表现为乳房结节硬块、红肿疼痛、排乳不畅，腋下淋巴结肿大，伴发热，日久局部化脓跳痛。

| | 灸法 | 体位 | 取穴 | 时间/数量 | 次数/疗程 |
|---|---|---|---|---|---|
| 疗法一 | 艾炷无瘢痕灸 | 合适体位 | 内关、肩井 | 每次每穴施灸3~5壮，以患者局部皮肤潮红温热为度 | 每日1次，灸至症状减轻或消失为止 |
| 疗法二 | 艾条回旋灸 | 合适体位 | 乳根、期门 | 每次每穴施灸10~20分钟，以患者局部皮肤潮红温热为度 | 每日1次，灸至症状减轻或消失为止 |
| 疗法三 | 艾炷无瘢痕灸 | 合适体位 | 梁丘、足三里 | 每次每穴施灸3~5壮，以患者局部皮肤潮红温热为度 | 每日2次 |

增效简方

## 芒硝方

**原料** 芒硝适量。

**用法** 将芒硝以1：5的比例溶入开水中，然后用厚纱布蘸取药液，热敷于患处。每次20~30分钟，每日3次，3日为1个疗程。

**主治** 适用于乳腺炎。

## 定位取穴方法

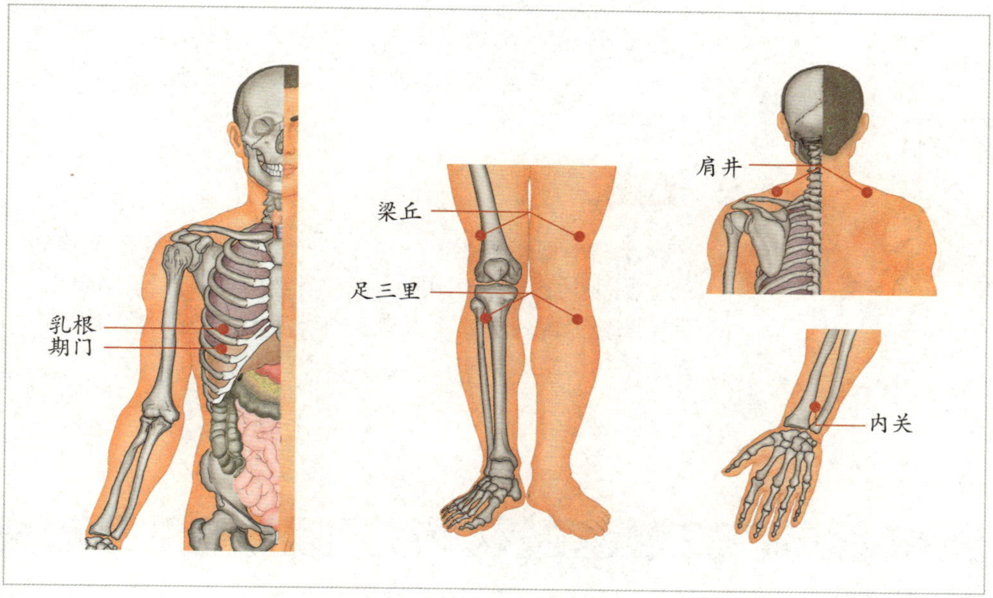


**内　关**　在腕横纹上2寸，掌长肌腱与桡侧腕屈肌腱之间。

**肩　井**　在肩上，前直乳中，在大椎与肩峰端连线的中点上。

**乳　根**　在胸部，第5肋间隙，前正中线旁开4寸。

**期　门**　在胸部，第6肋间隙，前正中线旁开4寸。

**梁　丘**　在股前区，髌底上2寸，股外侧肌与股直肌肌腱之间。

**足三里**　在小腿外侧，犊鼻下3寸，犊鼻与解溪连线上。

## 操作示例

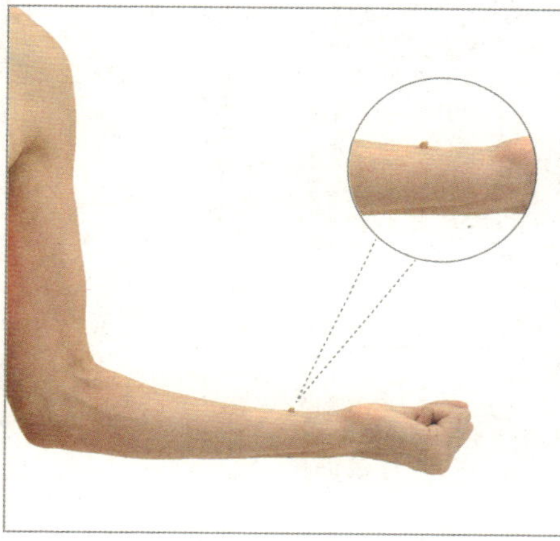

艾炷无瘢痕灸内关3~5壮

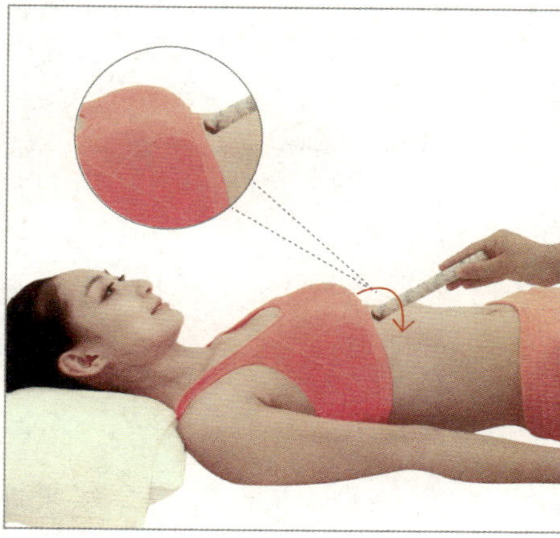

艾条回旋灸乳根10~20分钟

# 乳腺增生

中医认为，此病多为情志抑郁、气滞痰凝郁结于乳络引起。艾灸疗法可以疏肝健脾、活血散结，从而可改善此病。

## 症状表现

乳房周期性疼痛。起初为慢性胀痛，触痛以乳房外上侧及中上部最为明显，每月月经前疼痛加剧，行经后疼痛减退或消失。严重者经前经后均呈持续性疼痛。有时疼痛向腋部、肩背部、上肢等处放射。

| | 灸法 | 体位 | 取穴 | 时间/数量 | 次数/疗程 |
|---|---|---|---|---|---|
| 疗法一 | 艾条温和灸 | 仰卧位 | 期门、膻中、阿是穴 | 每次每穴施灸10~20分钟，以患者局部皮肤感到潮红温热为度 | 每日1次，10次为1个疗程，灸至肿块变小或消失为止 |
| 疗法二 | 艾条温和灸 | 合适体位 | 肝俞、脾俞、足三里 | 每次每穴施灸10~20分钟，以患者局部皮肤感到潮红温热为度 | 每日1次，10次为1个疗程，灸至肿块变小或消失为止 |
| 疗法三 | 艾条温和灸 | 仰卧位 | 膺窗、乳根、太冲 | 每次每穴施灸10~20分钟，以患者局部皮肤感到潮红温热为度 | 每日1次，10次为1个疗程，灸至肿块变小或消失为止 |
| 疗法四 | 艾炷隔姜灸 | 仰卧位 | 膻中、足三里、乳根、少泽 | 每次每穴施灸3~5壮，以患者局部皮肤感到潮红温热为度 | 每日1次，3次为1个疗程 |

## 定位取穴方法

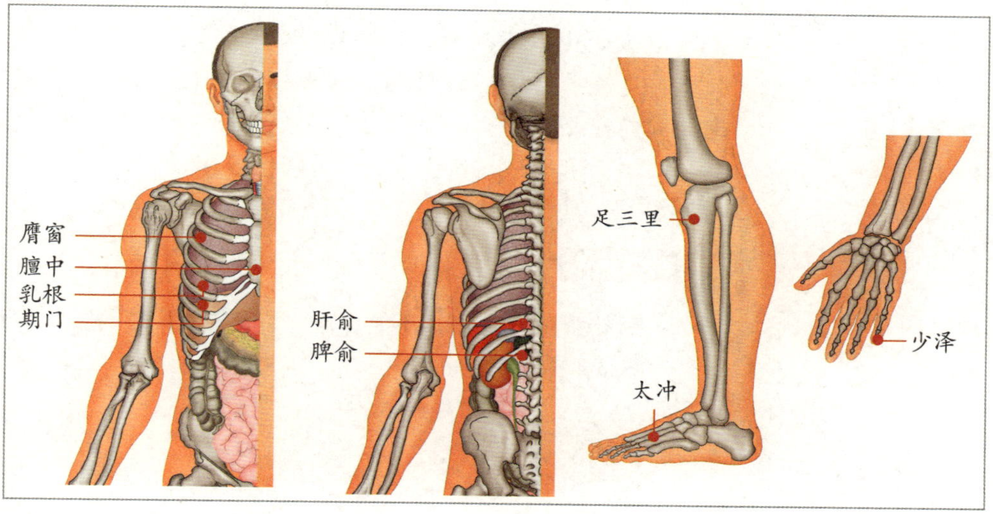


**期　门**　在胸部，第6肋间隙，前正中线旁开4寸。
**膻　中**　在前正中线上，平第4肋间隙，两乳头连线的中点。
**阿是穴**　增生肿块处。
**肝　俞**　在背部脊柱区，第9胸椎棘突下，后正中线旁开1.5寸。
**脾　俞**　在背部脊柱区，第11胸椎棘突下，后正中线旁开1.5寸。
**足三里**　在小腿外侧，犊鼻下3寸，犊鼻与解溪连线上。
**膺　窗**　在胸部，第3肋间隙，前正中线旁开4寸。
**乳　根**　在胸部，第5肋间隙，前正中线旁开4寸。
**太　冲**　在足背，第1、2跖骨之间，跖骨底结合部前方凹陷处，在踇长伸肌腱外缘处。
**少　泽**　在手掌面，横平第5掌指关节近端，第4、5掌骨之间。

## 操作示例

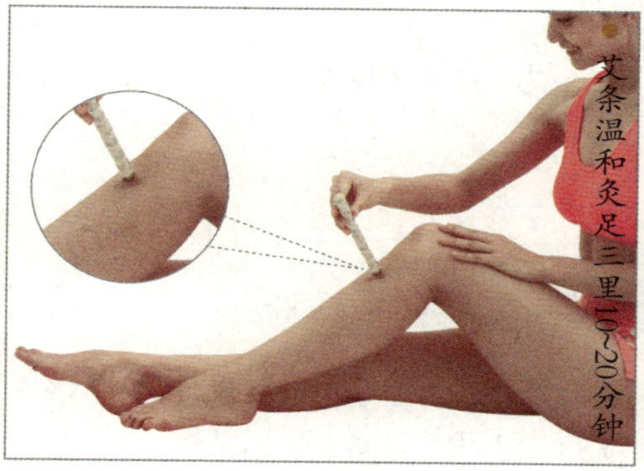


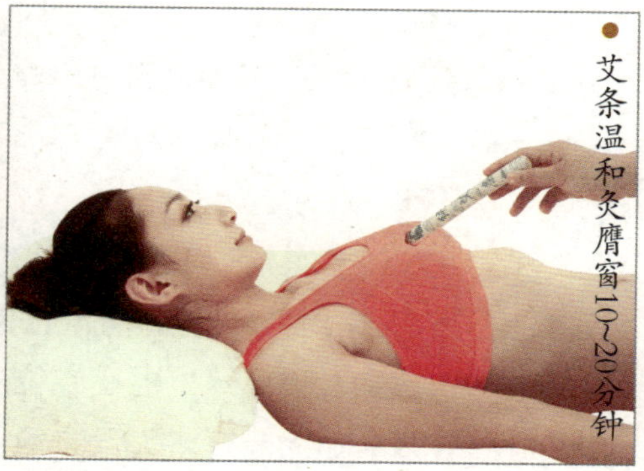

# 强直性脊柱炎

中医认为，此病由肝肾两虚、气血不足、气滞血瘀引起。艾灸疗法可温肾补阳、活血化瘀、疏通经络，因此对本病有效。

**症状表现**

颈部到髋部疼痛，不能伸展，骨痛，身体沉重，有麻痹感，活动受限。

| | 灸法 | 体位 | 取穴 | 时间/数量 | 次数/疗程 |
|---|---|---|---|---|---|
| 疗法一 | 艾条回旋灸 | 合适体位 | 三阴交、足三里 | 每次每穴施灸15~30分钟 | 每日1~2次，灸至症状减退或消失为止 |
| 疗法二 | 艾条温和灸 | 合适体位 | 肝俞、脾俞、肾俞、夹脊 | 每次每穴施灸15~30分钟，以患者局部皮肤潮红灼热为度 | 每日1~2次，灸至症状消失为止 |

**增效简方**

## 拔罐疗法

**选穴** 大椎、陶道、身柱、命门、悬枢、脊中、中枢、筋缩、至阳、肾俞、气海俞、环跳、承山。

**体位** 俯卧位。

**所需器具** 火罐、三棱针。

**操作** 先对穴位进行消毒，然后用消毒后的三棱针对各穴位进行点刺，放血1~2毫升，再在穴位上拔火罐，留罐5~10分钟。在局部吸拔出较多瘀血后起罐。如果未愈，隔2~3日可重复进行。

## 定位取穴方法

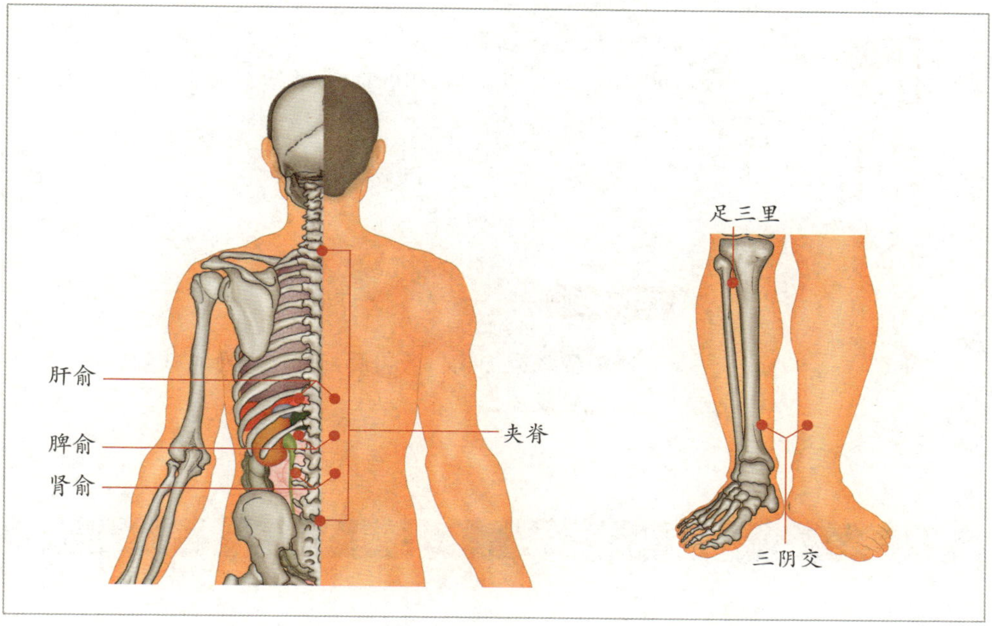


**三阴交** 在小腿内侧，内踝尖上3寸，胫骨内侧缘后际。
**足三里** 在小腿外侧，犊鼻下3寸，犊鼻与解溪连线上。
**肝　俞** 在背部脊柱区，第9胸椎棘突下，后正中线旁开1.5寸。
**脾　俞** 在背部脊柱区，第11胸椎棘突下，后正中线旁开1.5寸。
**肾　俞** 在腰部，第2腰椎棘突下后正中线旁开1.5寸。
**夹　脊** 在背部脊柱区，第1胸椎至第5腰椎棘突下，后正中线旁开0.5寸。

## 操作示例

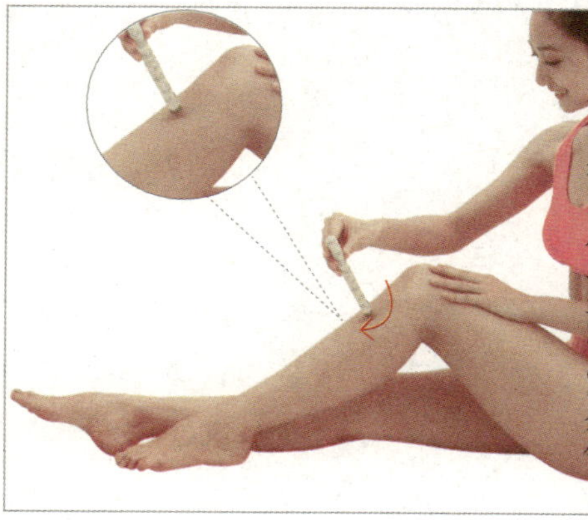

艾条回旋灸足三里15~30分钟

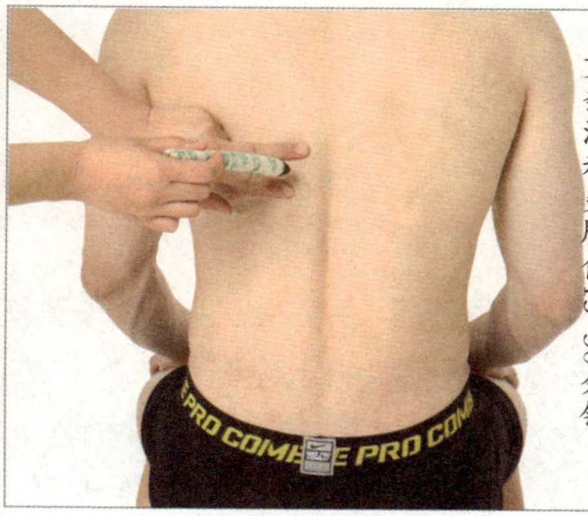

艾条温和灸肝俞15~30分钟

# 腰肌劳损

中医认为，腰肌劳损多由寒湿入侵、年老肾虚、劳欲过度引起。艾灸疗法可以通经活络，可有效治疗腰肌劳损。

**症状表现**

腰部酸痛或冷痛，劳累后加重，休息时减轻。

| | 灸法 | 体位 | 取穴 | 时间/数量 | 次数/疗程 |
|---|---|---|---|---|---|
| 疗法一 | 艾炷无瘢痕灸 | 俯卧位 | 志室、阿是穴、肾俞、大肠俞 | 每次每穴施灸5~7壮，以局部皮肤潮红温热为度 | 每日1次，6次为1个疗程 |
| 疗法二 | 艾条回旋灸 | 合适体位 | 命门、肾俞、阿是穴、夹脊 | 每次每穴施灸15~20分钟，以局部皮肤潮红灼热为度 | 每日1~2次 |

增效简方

## 生姜吴茱萸敷贴法

**原料** 生姜120克，吴茱萸90克，花椒60克，肉桂、葱头各30克。

**用法** 将上述药材一起炒热，取适量，放入纱布袋中，敷于腰部。每日1次，5次为1个疗程。

**功效** 止痛，可缓解腰部不适。

## 定位取穴方法

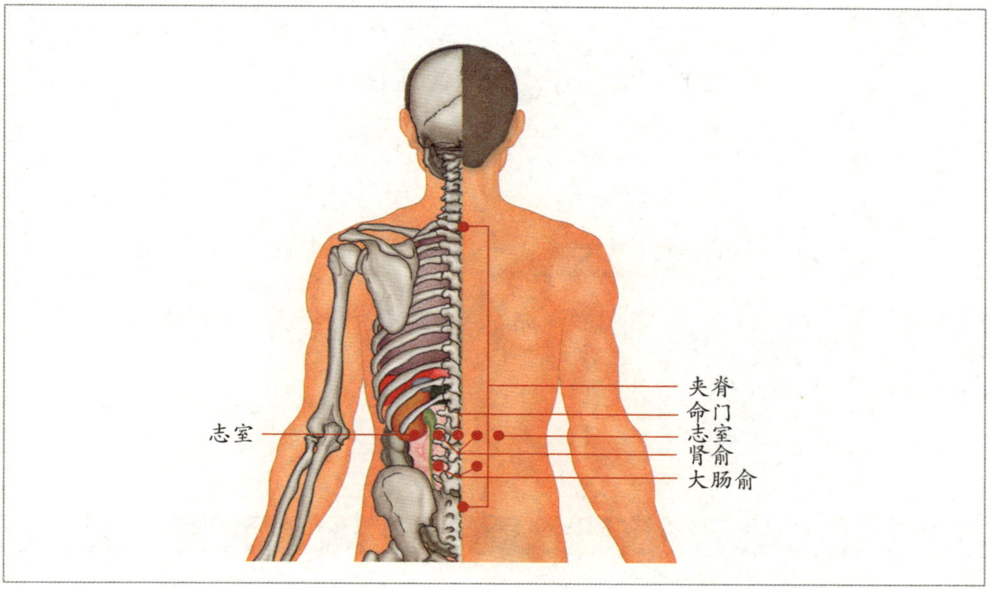


**志　室**　在第2腰椎棘突下，后正中线旁开3寸。

**阿是穴**　腰部疼痛最明显处。

**肾　俞**　在腰部，第2腰椎棘突下，后正中线旁开1.5寸。

**大肠俞**　第4腰椎棘突下，后正中线旁开1.5寸。

**命　门**　在腰部，后正中线上，第2腰椎棘突下凹陷中。

**夹　脊**　在背部脊柱区，第1胸椎至第5腰椎棘突下，后正中线旁开0.5寸。

## 操作示例

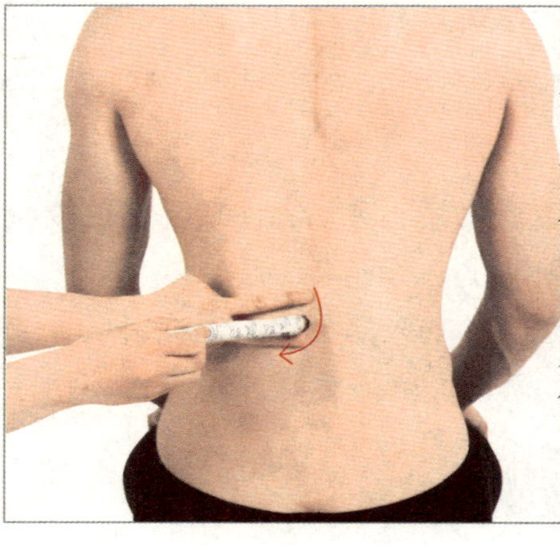

艾条回旋灸命门15~20分钟

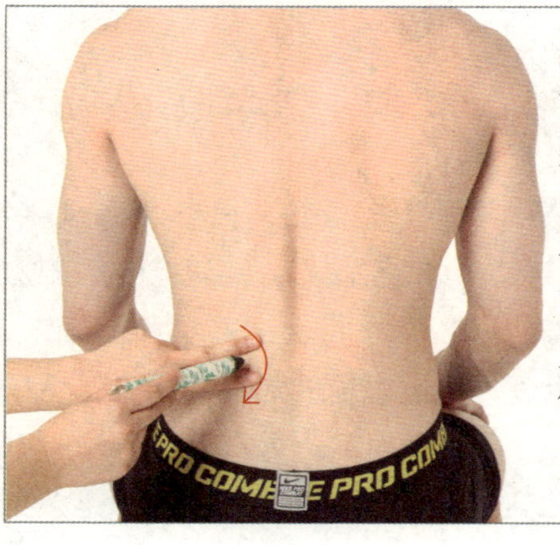


艾条回旋灸肾俞15~20分钟

# 腰椎间盘突出症

中医认为，腰椎间盘突出症主要是由风寒湿邪引起的，艾灸疗法可以散风祛湿、舒筋活络，从而改善其症状。

**症状表现**

下肢放射痛、腰背酸痛、神经痛、感觉障碍、步态不稳、间歇性跛行。

| | 灸法 | 体位 | 取穴 | 时间/数量 | 次数/疗程 |
|---|---|---|---|---|---|
| 疗法一 | 艾炷隔姜灸 | 俯卧位 | 大肠俞、腰眼、肾俞、腰阳关 | 每次每穴施灸5~7壮，以局部皮肤潮红灼热为度 | 每日1~2次，灸至症状减轻或消失为止 |
| 疗法二 | 艾条回旋灸 | 合适体位 | 肾俞、阿是穴、承山、殷门、大肠俞、环跳、阳陵泉、悬钟 | 每次选取4~5个穴位，每次每穴施灸10~15分钟 | 每日1次，10次为1个疗程，每个疗程之间休息1日 |

增效简方

## 十二药敷贴法

**原料** 当归、丹参、海风藤各15克，独活、羌活、桑枝、荆三棱、木瓜各12克，川芎10克，桂枝6克，乳香、没药各5克。

**用法** 将上述药材共研细末，取适量，加入醋调匀，制成饼状，敷贴于患侧的悬钟、委中、阳陵泉、环跳、大肠俞等穴位上，外用追风膏固定。每2日换药1次，10次为1个疗程。

**主治** 对于治疗腰椎间盘突出症效果显著。

## 定位取穴方法

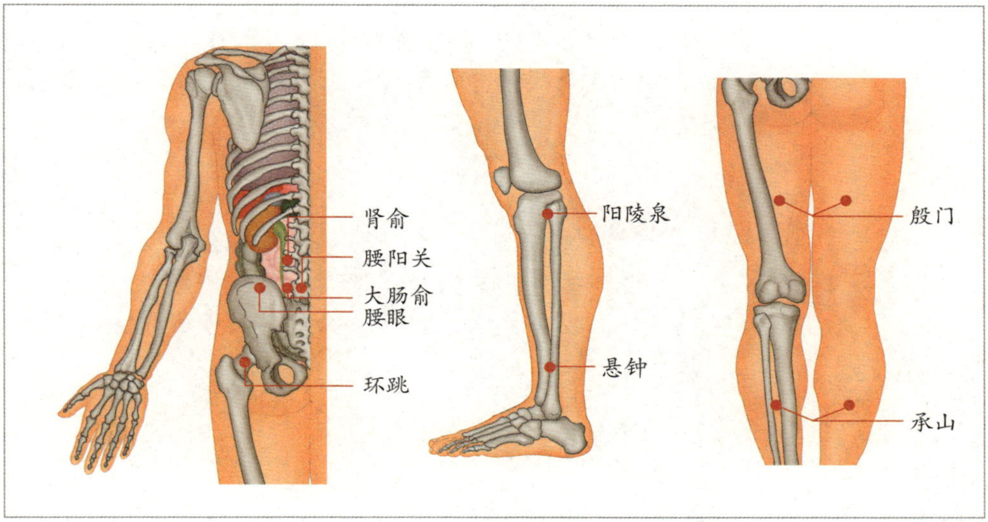


**大肠俞**　第4腰椎棘突下，后正中线旁开1.5寸。

**腰　眼**　横平第4腰椎棘突下，后正中线上旁开3.5寸凹陷处。

**肾　俞**　在腰部，第2腰椎棘突下，后正中线旁开1.5寸。

**腰阳关**　在腰部，后正中线上，第4腰椎棘突下凹陷中。

**阿是穴**　腰部疼痛最明显处。

**承　山**　在小腿后面正中，委中与昆仑之间，伸直小腿，腓肠肌肌腹下出现尖角凹陷处。

**殷　门**　在股后区，臀沟下6寸，股二头肌与半腱肌之间。

**环　跳**　侧卧屈股，在股骨大转子最凸点与骶管裂孔连线的外1/3与中1/3交点处。

**阳陵泉**　在小腿外侧，位于腓骨头前下方凹陷处。

**悬　钟**　在小腿外侧，外踝尖上3寸，腓骨前缘。

## 操作示例

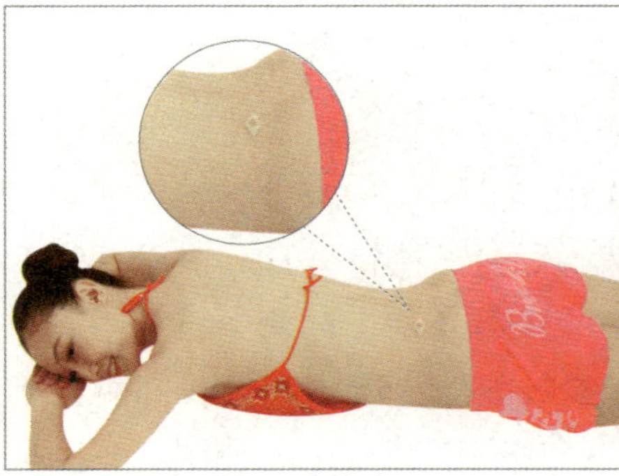

艾炷隔姜灸腰眼5~7壮

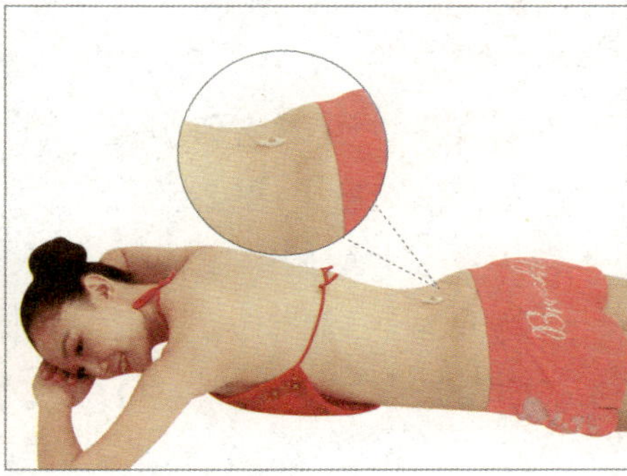

艾炷隔姜灸腰阳关5~7壮

# 痔疮

痔疮分为内痔、外痔和混合痔。痔疮患者平时除注意饮食、起居规律外，还可以用艾灸来减轻痔疮带来的痛苦。

**症状表现**

此病多见于坐立过久、经常便秘或妊娠者，以内痔、外痔或块状突出为主要症状，内痔便秘时会出现便血。

| | 灸法 | 体位 | 取穴 | 时间/数量 | 次数/疗程 |
|---|---|---|---|---|---|
| 疗法 | 艾条温和灸 | 合适体位 | 命门、关元俞、会阴、承山 | 每次每穴施灸10分钟 | 每日1次，10次为1个疗程，每个疗程间隔1日 |

增效简方

## 拔罐疗法

**选穴** 足三里、承山、大肠俞。

**体位** 坐位、俯卧位。

**所需器具** 火罐、三棱针。

**操作** ①受术者取坐位，施术者采用投火法、闪火法或架火法等方法，依次将火罐吸定于足三里、承山上，留罐10~15分钟。

②受术者取俯卧位，施术者先用消毒后的三棱针垂直、快速点刺大肠俞0.5~1厘米，进针后将针体左右晃动5~6次，同侧下肢有明显的酸胀放射感时起针，再用闪火法吸拔针眼处，吸拔20分钟即可。起罐后，用75%乙醇棉球压迫针眼，以胶布固定。

## 定位取穴方法

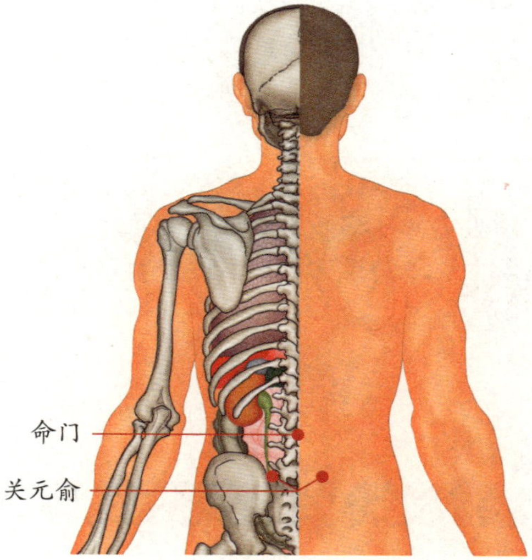


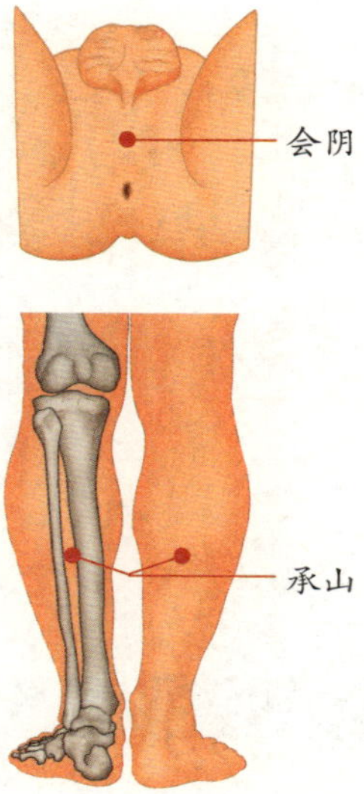


**命　门**　在腰部，第2腰椎棘突下凹陷中。

**关元俞**　在腰部，第5腰椎棘突下，后正中线旁开1.5寸。

**会　阴**　男性在阴囊根部与肛门连线的中点，女性在大阴唇后联合与肛门连线的中点。

**承　山**　在小腿后面正中，委中与昆仑之间，伸直小腿，腓肠肌肌腹下出现尖角凹陷处。

## 操作示例

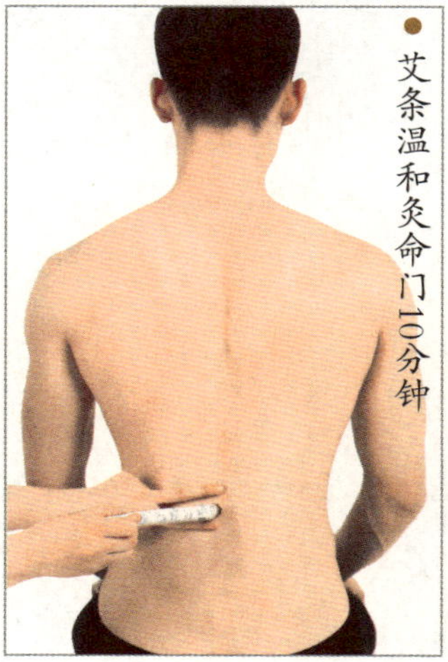


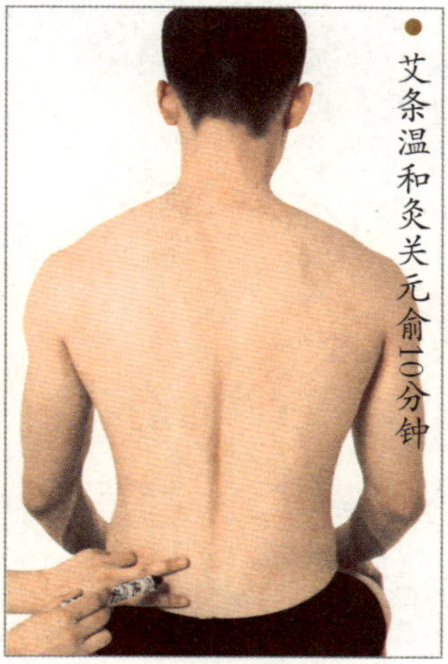


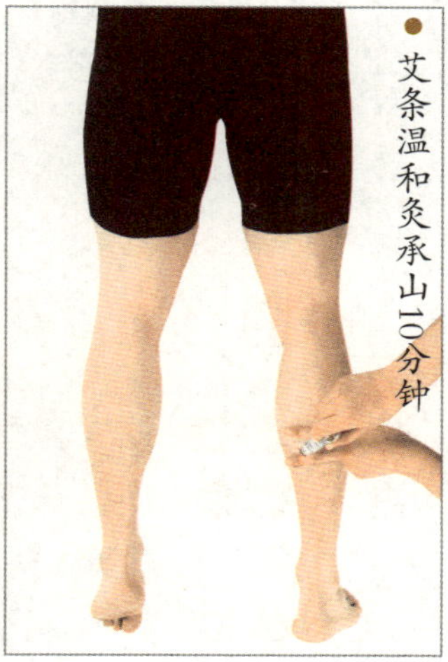

# 肩周炎

中医认为，肩周炎多为风寒侵体所致。艾灸疗法可以祛风散寒、舒筋活络，因此，可改善肩周炎的症状。

## 症状表现

初起为阵发性肩部隐痛或刺痛，疼痛可放射到颈部或上臂，逐渐发展到持续性疼痛，并伴有肩关节疼痛、活动功能障碍。

| | 灸法 | 体位 | 取穴 | 时间/数量 | 次数/疗程 |
|---|---|---|---|---|---|
| 疗法一 | 艾条回旋灸 | 合适体位 | 肩髎、肩贞、肩髃、肩前 | 每次每穴施灸15~30分钟 | 每日1次，7次为1个疗程，灸至症状改善为止 |
| 疗法二 | 艾炷隔姜灸 | 合适体位 | 肩髎、肩贞、天宗、阳陵泉、肩髃、阿是穴、曲池 | 每次每穴施灸7~10壮 | 每日或隔日1次，10次为1个疗程 |

增效简方

### 仙人掌敷贴法

**原料** 仙人掌适量。

**用法** 仙人掌去刺，捣成泥状，然后贴在患侧肩关节周围，外包一层塑料薄膜，用胶布固定。

**功效** 舒筋活络，可缓解肩周炎症状。

## 定位取穴方法

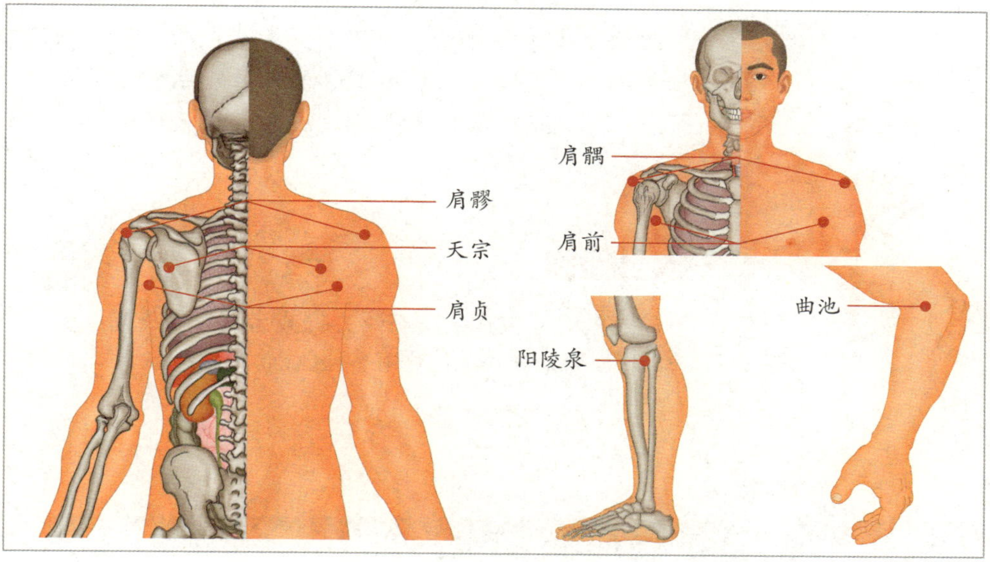


**肩　髎**　在三角肌区，肩峰角与肱骨大结节两骨间凹陷中。

**肩　贞**　在肩胛区肩关节后下方，臂内收时，腋后纹头直上1寸。

**肩　髃**　在肩部三角肌上，臂外展或向前平伸时，肩峰前下方凹陷处。

**肩　前**　在肩部，腋前皱襞顶端与肩髃连线中点。

**天　宗**　在肩胛区，冈下窝中央凹陷处，与第4胸椎平齐。

**阳陵泉**　在小腿外侧，位于腓骨头前下方凹陷处。

**阿是穴**　疼痛最明显的部位。

**曲　池**　在肘横纹外侧端，屈肘，尺泽与肱骨外上髁连线的中点。

## 操作示例

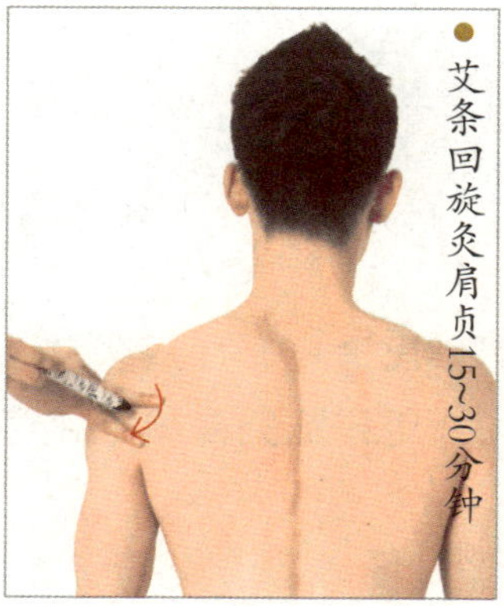


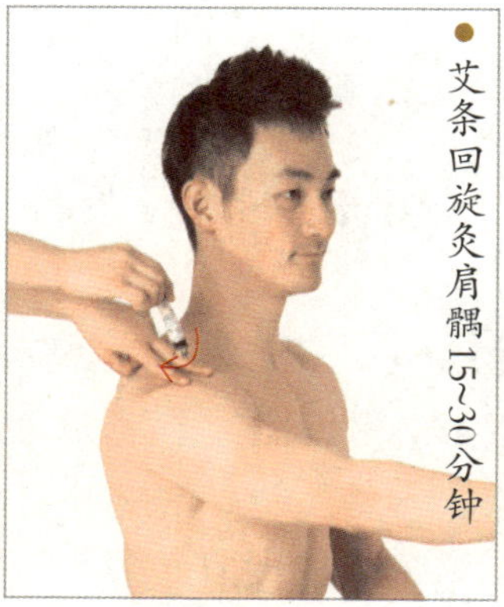


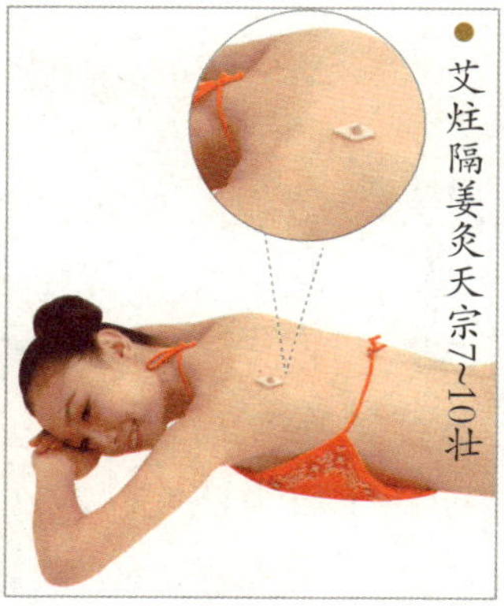

# 网球肘

此病多由过劳导致气血虚弱、风寒湿邪入侵、经筋瘀阻所致。艾灸阿是穴和肩臂部的穴位可温经散寒、活血通络，因此能改善其症状。

**症状表现**

肘关节外侧疼痛，在用力握或者前臂做旋前、伸肘动作时可加重，局部可有多处压痛。

| | 灸法 | 体位 | 取穴 | 时间/数量 | 次数/疗程 |
|---|---|---|---|---|---|
| 疗法一 | 艾条温和灸 | 合适体位 | 阿是穴 | 在疼痛最明显的部位施灸5~8分钟 | 每日1次，10次为1个疗程。 |
| 疗法二 | 艾炷隔姜灸 | 合适体位 | 曲池、下廉、阿是穴、手三里、上廉 | 施灸20分钟左右 | 每日1次，6次为1个疗程，每个疗程之间休息1~2日 |

增效简方

## 血竭敷贴法

**原料** 血竭150克，红花、乳香、没药各25克，朱砂、儿茶各20克，冰片2克。

**用法** 将上述药材烘干、研成细末；需要时取出适量，加酒调匀，敷贴患侧曲池、肘髎、手三里、阿是穴上，外用代艾灸膏固定。每日换药1次，7次为1个疗程。

**功效** 活血通络，可改善网球肘。

## 定位取穴方法

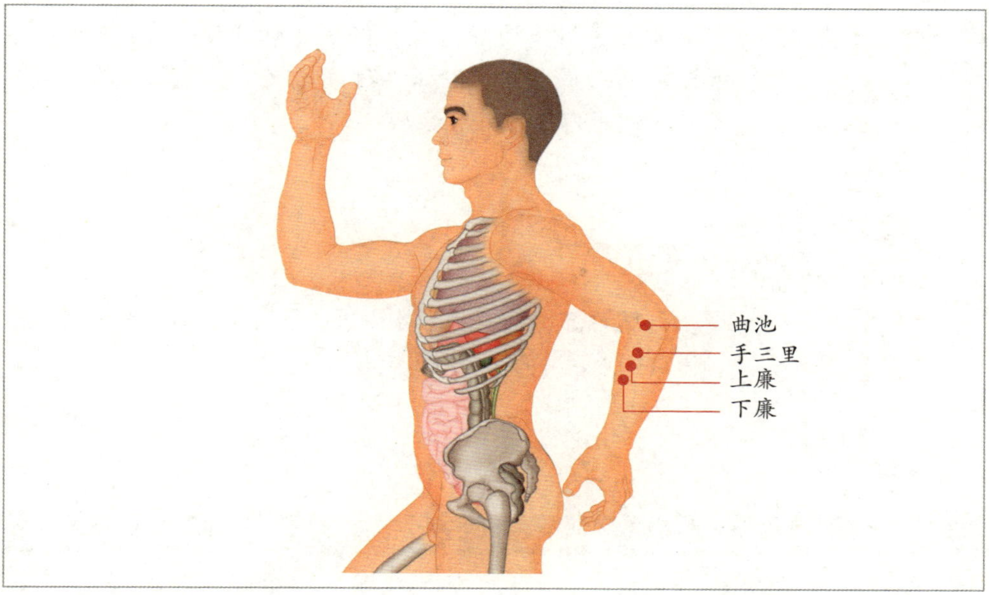


**阿是穴**　疼痛最明显的部位。

**曲　池**　在肘横纹外侧端，屈肘，尺泽与肱骨外上髁连线的中点。

**下　廉**　在前臂桡侧，阳溪与曲池连线上，肘横纹下4寸。

**手三里**　在前臂桡侧，阳溪与曲池连线上，肘横纹下2寸。

**上　廉**　在前臂桡侧，阳溪与曲池连线上，肘横纹下3寸。

## 操作示例

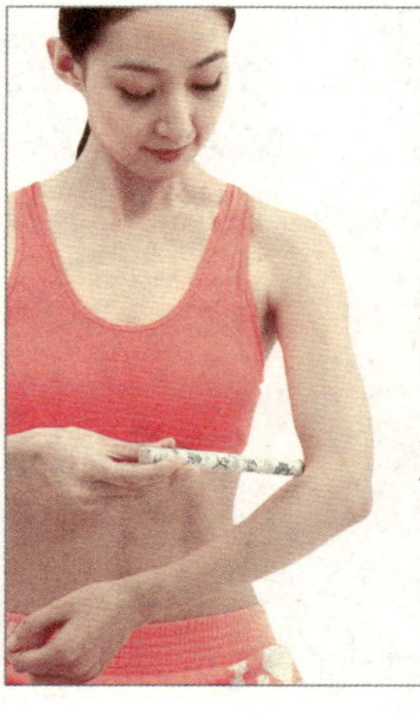

艾条温和灸阿是穴5~8分钟

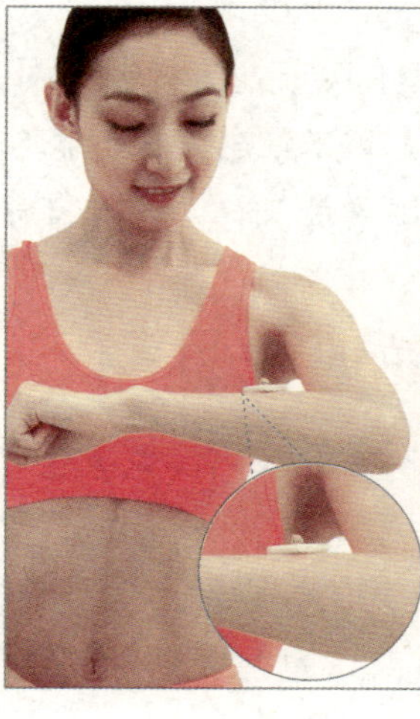

艾炷隔姜灸下廉20分钟左右

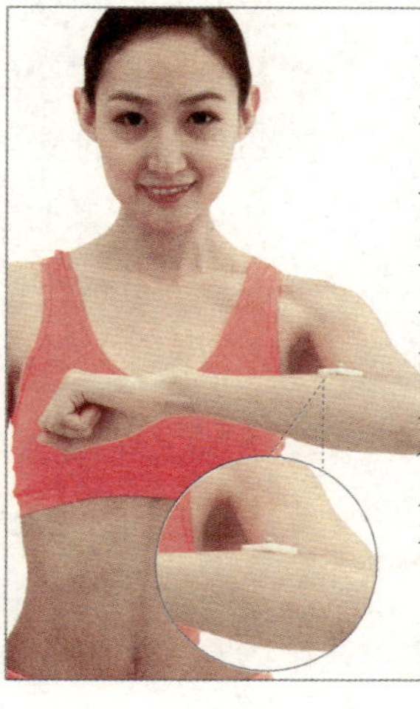

艾炷隔姜灸手三里20分钟左右

# 腱鞘囊肿

腱鞘囊肿多因劳累或受伤后气血阻滞、筋骨不荣、夹痰瘀结而成。艾灸疗法具有温通气血、舒筋活络的作用，因此可以治疗腱鞘囊肿。

**症状表现**

腕背部、腕关节的掌侧面、手指背面和掌面、足背部、膝关节后侧等部位出现囊肿。

| | 灸法 | 体位 | 取穴 | 时间/数量 | 次数/疗程 |
|---|---|---|---|---|---|
| 疗法 | 艾炷无瘢痕灸 | 合适体位 | 支沟、阿是穴、阳陵泉、内关 | 每次选3~4个穴位，每次每穴施灸5~7壮 | 每日1次，10日为1个疗程 |

**增效简方**

## 拔罐疗法

**选穴** 阿是穴。

**体位** 坐位。

**所需器具** 火罐、艾条、三棱针。

**操作** 用1寸毫针在囊肿局部直刺1针，两旁各刺1针，在每一针上各加2厘米长的艾条，从下部点燃。燃尽起针后即以玻璃罐吸拔3~5分钟，以拔出黄色黏稠样液体为佳。拔后用消毒敷料加以固定。

## 生石膏红花敷贴法

**原料** 生石膏30克，红花12克，生栀子10克，桃仁9克，土鳖虫6克。

**用法** 将上述药材研成细末，先用75%乙醇浸湿1小时，加入蓖麻油调匀，敷贴于疼痛部位，用胶布固定。隔日换药1次，5~6次为1个疗程。

**功效** 调整局部气血，疏通经络，可改善腱鞘囊肿症状。

## 定位取穴方法

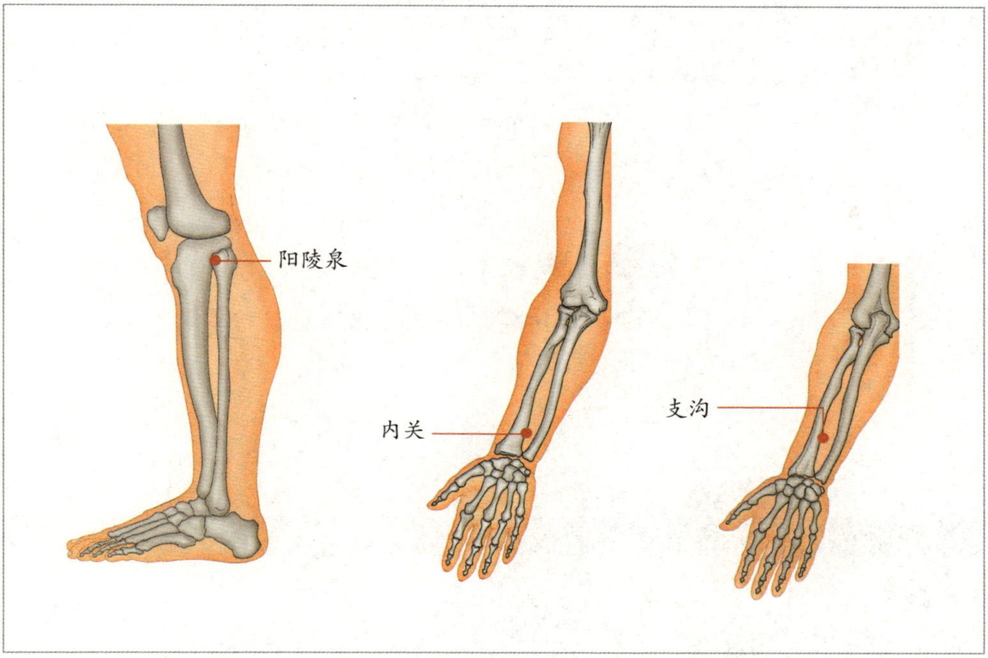


**支　沟**　在前臂腕背侧远端横纹上3寸，尺骨与桡骨之间。

**阿是穴**　疼痛最明显的部位。

**阳陵泉**　在小腿外侧，位于腓骨头前下方凹陷处。

**内　关**　在腕横纹上2寸，掌长肌腱与桡侧腕屈肌腱之间。

## 操作示例

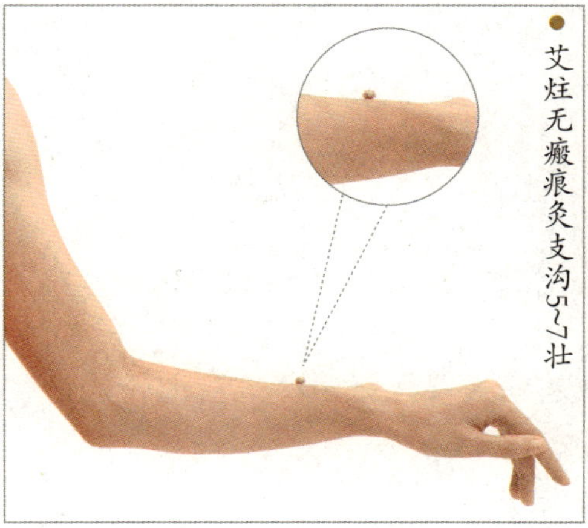


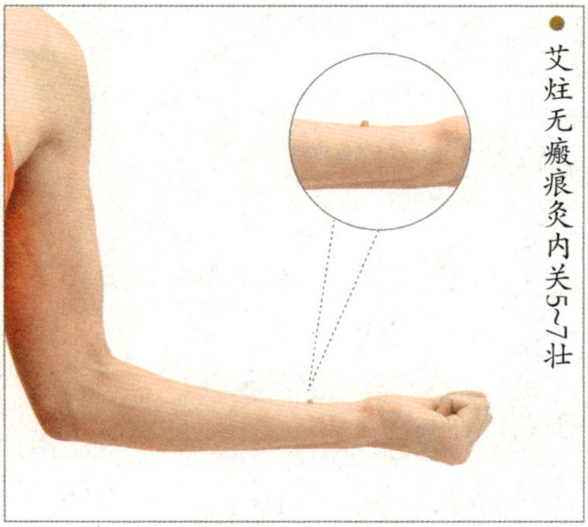

# 踝关节扭伤

在走路的时候，不小心扭到脚，或者在剧烈的运动中关节囊、韧带、肌腱发生撕裂伤，都可能造成踝关节扭伤。踝关节扭伤需疏通经络、行气活血。艾灸疗法可舒筋活络，从而达到消肿止痛的目的。

**症状表现**

踝关节疼痛、肿胀，踝部及足背水肿，走路跛行，皮下瘀血。

| | 灸法 | 体位 | 取穴 | 时间/数量 | 次数/疗程 |
|---|---|---|---|---|---|
| 疗法一 | 艾条温和灸或艾条回旋灸 | 合适体位 | 昆仑、阿是穴、足三里、解溪、丘墟 | 每次每穴施灸10~15分钟 | 每日1次，5次为1个疗程 |
| 疗法二 | 艾炷隔姜灸 | 合适体位 | 足三里、解溪、昆仑、照海、血海、三阴交、申脉、太溪 | 每次选取5个穴位，每次每穴施灸3壮 | 每日1次，3次为1个疗程 |

增效简方

## 川草乌麻黄敷贴法

**原料** 川乌、草乌、麻黄各50克，炙马钱子、土鳖虫、红花、乳香各10克。

**用法** 将上述药物研细末，取药粉适量，以白酒调成糊状敷于患处，盖上纱布，用胶布固定。

**主治** 可减轻踝关节疼痛，缓解病情。

## 定位取穴方法

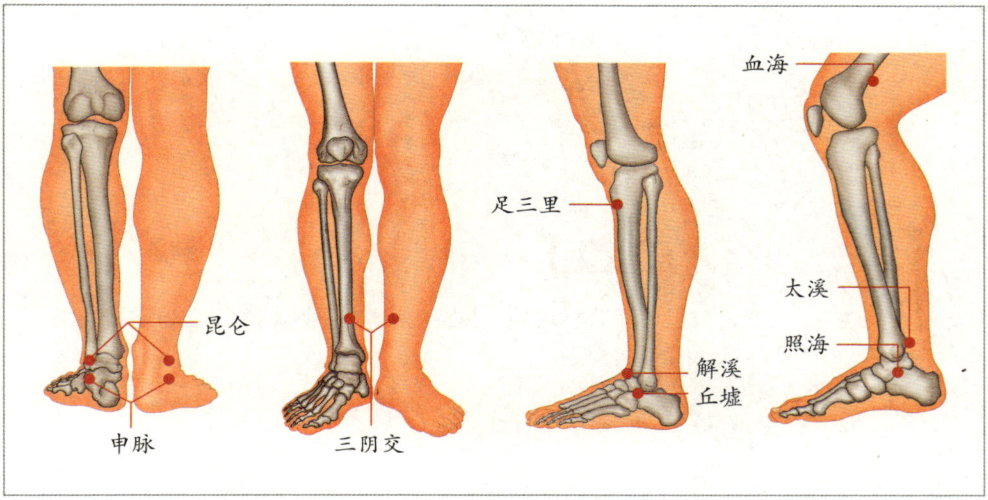


**昆　仑**　在踝区，外踝尖与脚腕后的大筋（跟腱）之间的凹陷中。

**阿是穴**　踝关节疼痛最明显处。

**足三里**　在小腿外侧，犊鼻下3寸，犊鼻与解溪连线上。

**解　溪**　在足背与小腿交界处横纹中央凹陷处，踇长伸肌腱与趾长伸肌腱间。

**丘　墟**　在足外踝的前下方，趾长伸肌腱的外侧凹陷处。

**照　海**　在足内侧，内踝尖下1寸，内踝下缘边际凹陷中。

**血　海**　在股前区，髌底内侧端上2寸，股内侧肌隆起处。

**三阴交**　在小腿内侧，内踝尖上3寸，胫骨内侧缘后际。

**申　脉**　在踝区，外踝尖直下，外踝下缘与跟骨之间凹陷中。

**太　溪**　在踝区，内踝尖与跟腱之间的凹陷中。

## 操作示例

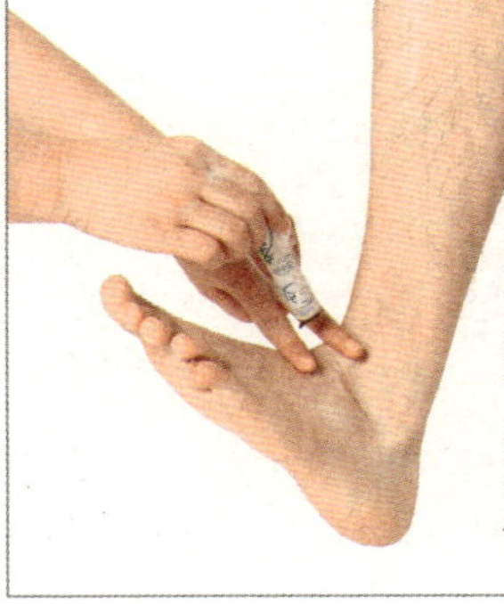
艾条温和灸解溪10~15分钟

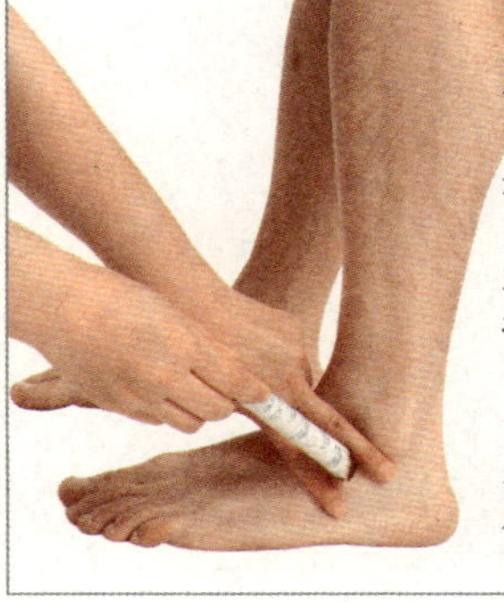
艾条温和灸丘墟10~15分钟

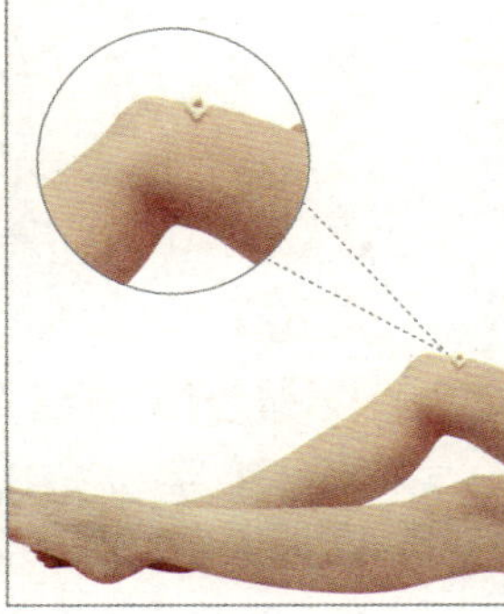
艾炷隔姜灸血海3壮

# 足跟痛

引起足跟痛的原因比较复杂，中医认为，筋脉损伤、血瘀风寒、肝肾亏虚等都会导致足跟痛。艾灸疗法可以疏通经络、缓解疼痛，可改善其症状。

**症状表现**

临床表现为双侧足跟部位有明显疼痛，站立和走路时疼痛加剧。

| | 灸法 | 体位 | 取穴 | 时间/数量 | 次数/疗程 |
|---|---|---|---|---|---|
| 疗法一 | 艾炷隔姜灸 | 合适体位 | 阿是穴 | 施灸时可先用姜片在疼痛部位摩擦，再放置姜片，每次施灸3~5壮 | 每日1~2次，5次为1个疗程，每个疗程之间休息1日 |
| 疗法二 | 艾炷无瘢痕灸 | 合适体位 | 照海、昆仑、太溪、申脉、解溪 | 每次选取3个穴位，每次每穴施灸3~5壮 | 每日1次，6次为1个疗程 |

增效简方

## 刮痧疗法

**选穴** 昆仑、解溪、申脉、照海、太溪、阿是穴。

**体位** 合适体位。

**所需器具** 刮痧板。

**操作** 先刮足内侧的照海，再刮昆仑、解溪、太溪、申脉，最后刮阿是穴。

## 定位取穴方法

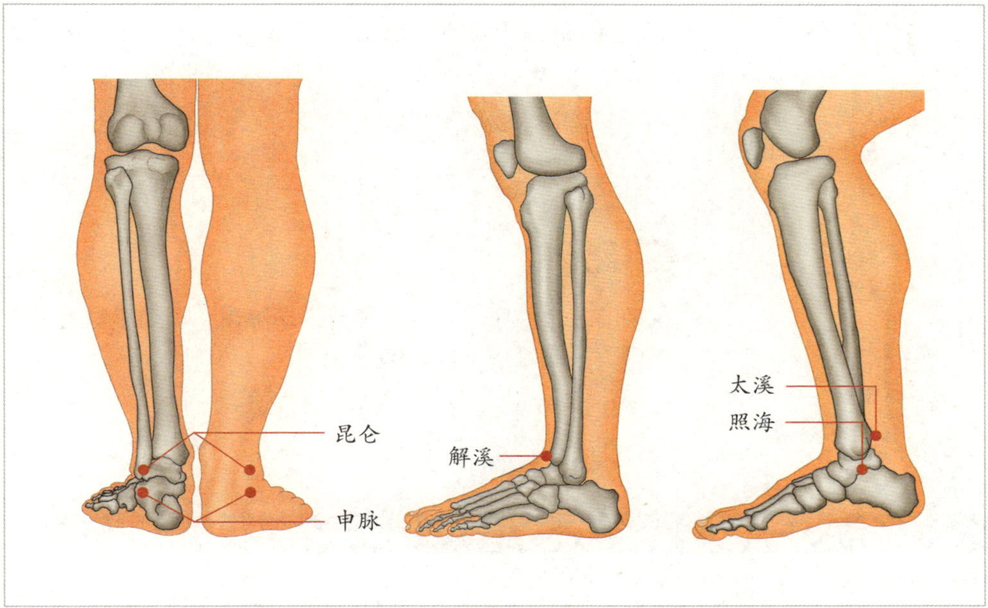


**阿是穴**　足跟疼痛最明显的部位。

**照　海**　在足内侧，内踝尖下1寸，内踝下缘边际凹陷中。

**昆　仑**　在踝区，外踝尖与脚腕后的大筋（跟腱）之间的凹陷中。

**太　溪**　在踝区，内踝尖与跟腱之间的凹陷中。

**申　脉**　在踝区，外踝尖直下，外踝下缘与跟骨之间凹陷中。

**解　溪**　在足背与小腿交界处横纹中央凹陷处，踇长伸肌腱与趾长伸肌腱间。

## 操作示例

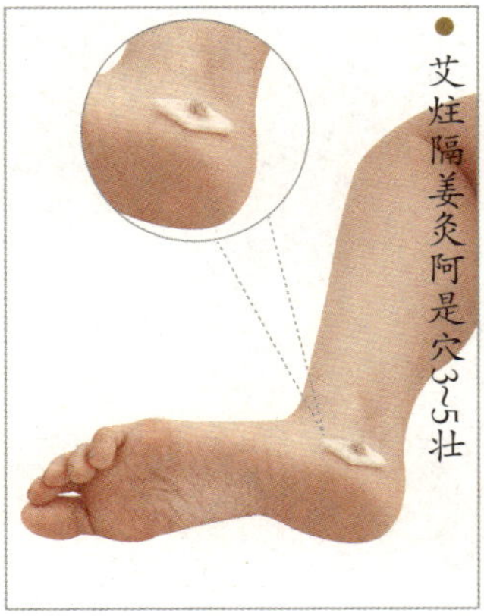


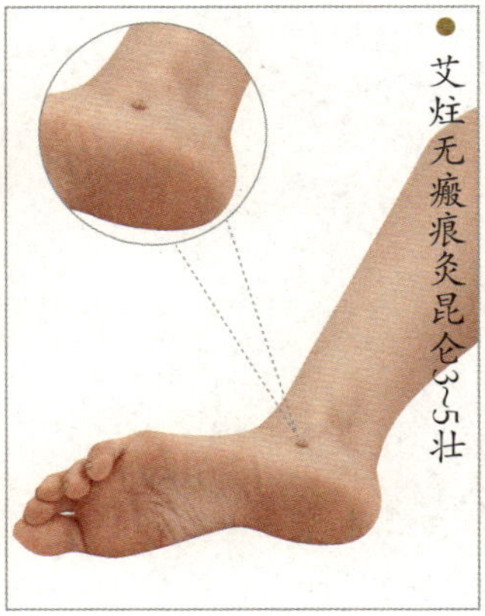


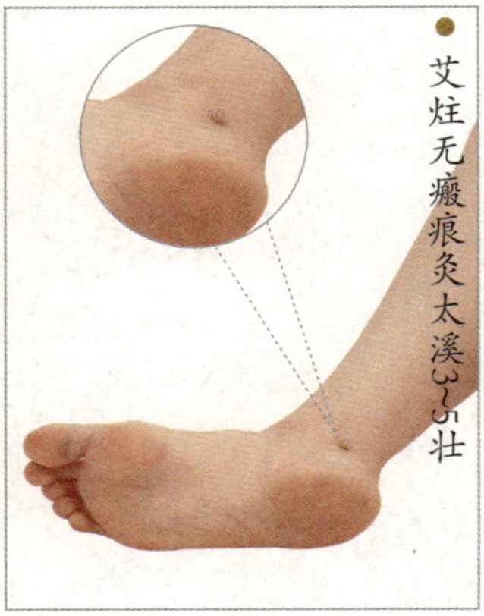

# 风湿性关节炎

寒湿热邪阻滞经络，就会导致气血运行不畅，引起关节疼痛。艾灸疗法可以祛风除湿、温经散寒、疏经活络，因此，可改善此病的症状。

## 症状表现

关节部位肿胀、疼痛，关节活动障碍，晨起感觉手指僵硬，手脚麻痹不能屈伸。

| | 灸法 | 体位 | 取穴 | 时间/数量 | 次数/疗程 |
|---|---|---|---|---|---|
| 疗法 | 艾条回旋灸 | 合适体位 | 内关、神门、外关、阳溪<br>尺泽、少海、曲池、手三里<br>肩井、肩贞、肩髃、大椎、风门、命门<br>风市、殷门、环跳、承扶<br>阿是穴、阳陵泉、梁丘、血海、阴陵泉<br>太溪、三阴交、昆仑、解溪 | 选取患侧穴位，每次每穴施灸10分钟 | 每日1次，10次为1个疗程，每个疗程之间休息1日 |

## 增效简方

### 秦艽方

**原料** 秦艽100克。

**用法** 将秦艽水煎，用其清洗红肿关节。每日2次，每次洗约30分钟，7日为1个疗程。

**主治** 适用于风湿性关节炎。

## 定位取穴方法

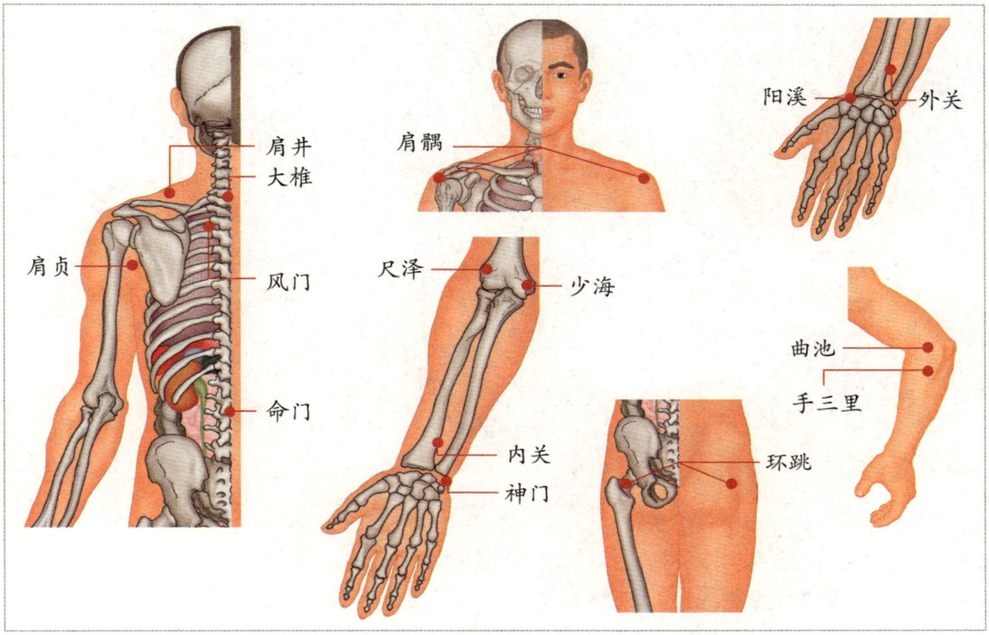


**内　关**　在腕横纹上2寸，掌长肌腱与桡侧腕屈肌腱之间。

**神　门**　位于腕部，腕掌侧横纹尺侧端，尺侧腕屈肌腱桡侧凹陷处。

**外　关**　在前臂后区，腕背侧远端横纹上2寸，尺骨与桡骨之间。

**阳　溪**　在腕背横纹桡侧，当拇指上翘时，在拇短伸肌腱与拇长伸肌腱间凹陷处。

**尺　泽**　在肘前区，位于肘横纹上，肱二头肌腱桡侧缘凹陷中。

**少　海**　在肘前区，肘横纹内侧端与肱骨内上髁连线的中点处。

**曲　池**　在肘横纹外侧端，屈肘，尺泽与肱骨外上髁连线的中点。

**手三里**　在前臂背面桡侧，阳溪与曲池连线上，肘横纹下2寸。

**肩　井**　在肩上，前直乳中，大椎与肩峰端连线的中点上。

**肩　贞**　在肩胛区肩关节后下方，臂内收时，腋后纹头直上1寸。

**肩　髃**　在肩部三角肌上，臂外展或向前平伸时，肩峰前下方凹陷处。

**大　椎**　在背部，后正中线上，第7颈椎棘突下凹陷中。

**风　门**　在背部脊柱区，第2胸椎棘突下，后正中线旁开1.5寸。

**命　门**　在腰部，后正中线上，第2腰椎棘突下凹陷中。

**环　跳**　侧卧屈股，在股骨大转子最凸点与骶管裂孔连线的外1/3与中1/3交点处。

**阿是穴**　疼痛最明显的部位。

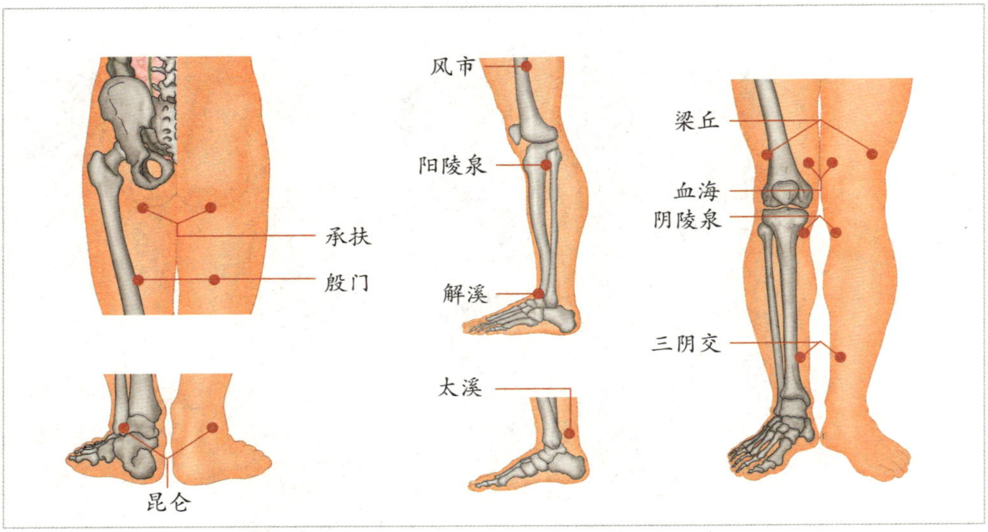


**承　扶**　大腿后面，臀横纹中点处。

**殷　门**　在股后区，臀沟下6寸，股二头肌与半腱肌之间。

**风　市**　在大腿外侧部中线上，腘横纹上7寸，股外侧肌与股二头肌之间。

**阳陵泉**　在小腿外侧，位于腓骨头前下方凹陷处。

**梁　丘**　在股前区，髌底上2寸，股外侧肌与股直肌肌腱之间。

**血　海**　在股前区，髌底内侧端上2寸，股内侧肌隆起处。

**阴陵泉**　在小腿内侧，胫骨内侧髁下缘与胫骨内侧缘之间的凹陷中。

**三阴交**　在小腿内侧，内踝尖上3寸，胫骨内侧缘后际。

**太　溪**　在踝区，内踝尖与跟腱之间的凹陷中。

**昆　仑**　在踝区，外踝尖与脚腕后的大筋（跟腱）之间的凹陷中。

**解　溪**　在足背与小腿交界处横纹中央凹陷处，踇长伸肌腱与趾长伸肌腱间。

## 操作示例

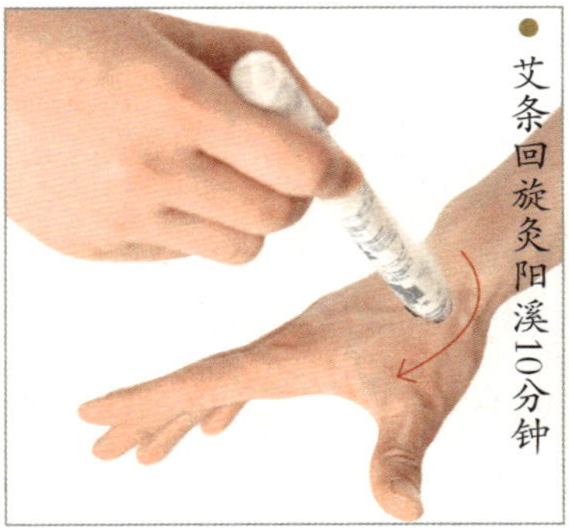
艾条回旋灸阳溪10分钟

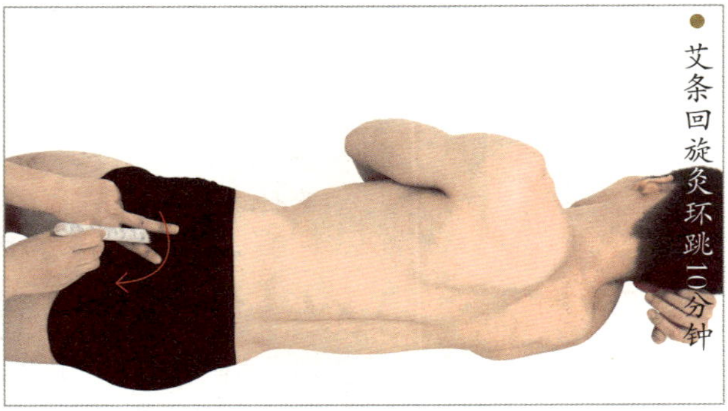
艾条回旋灸环跳10分钟

# 第4章

# 皮肤科、五官科疾病的艾灸疗法

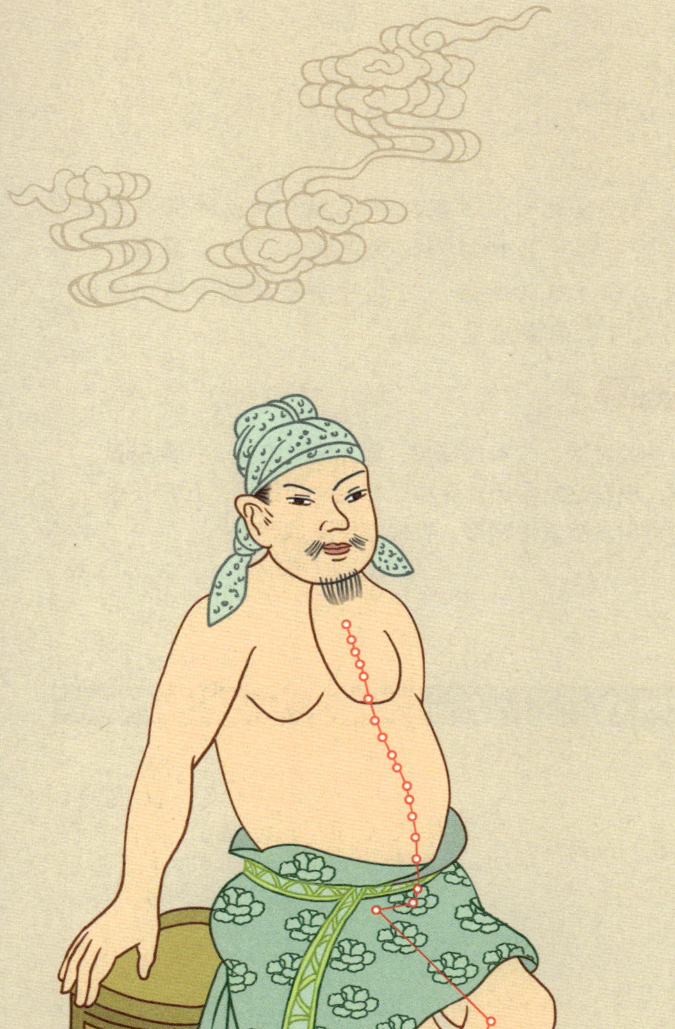

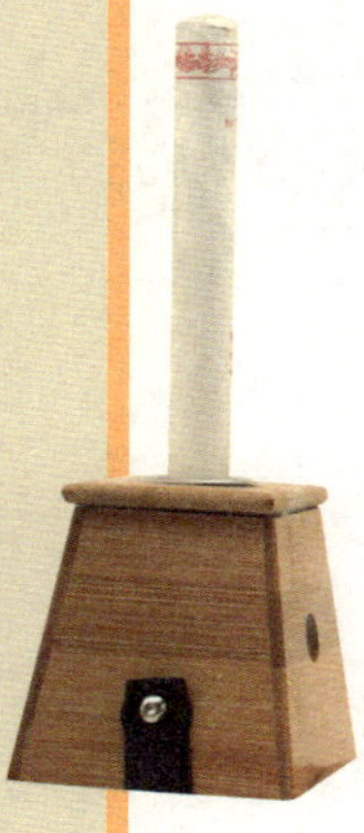

# 神经性皮炎

神经性皮炎也叫慢性单纯性苔藓，是以阵发性皮肤瘙痒和皮肤苔藓化为特征的慢性皮肤病。此病多由经络不通、风湿郁于肌肤所致。艾灸疗法可祛风除湿、通络止痒，因此可以用来治疗此病。

## 症状表现

本病初发时，仅有瘙痒感，而无原发皮损，如果搔抓或摩擦，皮肤逐渐会出现粟粒至绿豆大小的扁平丘疹。患者有时可自觉阵发性剧痒，夜晚瘙痒更加严重。

| | 灸法 | 体位 | 取穴 | 时间/数量 | 次数/疗程 |
|---|---|---|---|---|---|
| 疗法一 | 艾条温和灸 | 坐位 | 三阴交、血海 | 每次每穴施灸15~20分钟 | 每日1次，10次为1个疗程，每个疗程之间休息3日，灸至症状消失为止 |
| 疗法二 | 艾炷无瘢痕灸 | 合适体位 | 曲池、风池、足三里、百虫窝 | 先取蒜汁涂于皮损处，再用麦粒大小的艾炷进行艾炷无瘢痕灸，每次每穴施灸1~3壮 | 每日1次，7次为1个疗程 |

增效简方

## 野芹菜方

**原料** 野芹菜适量。

**用法** 将野芹菜揉搓成团。每日早、晚各1次，反复揉擦患处。每次2~3分钟。病发期患者不宜揉擦，可将茎、叶捣汁外涂。

**主治** 适用于神经性皮炎。

## 定位取穴方法

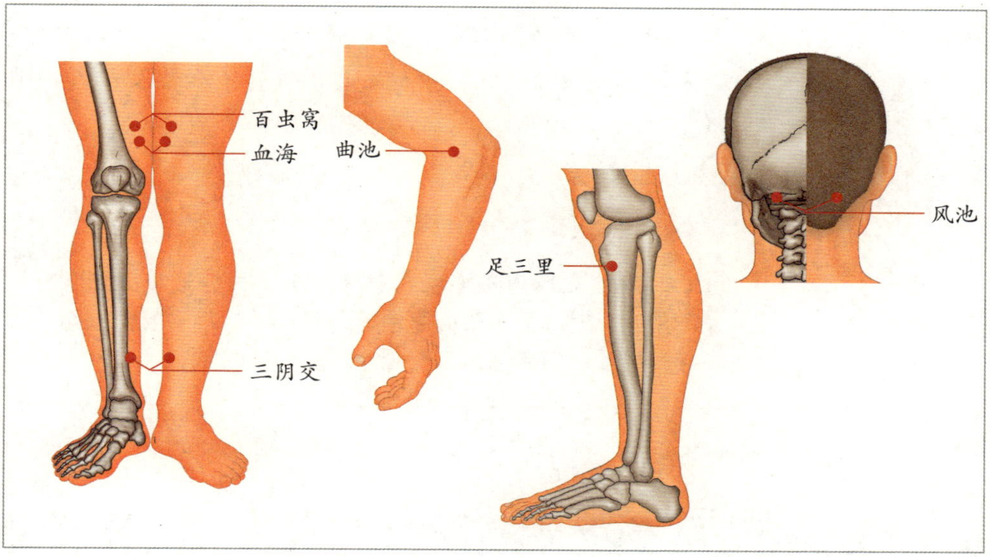


**三阴交**　在小腿内侧，内踝尖上3寸，胫骨内侧缘后际。
**血　海**　在股前区，髌底内侧端上2寸，股内侧肌隆起处。
**曲　池**　在肘横纹外侧端，屈肘，尺泽与肱骨外上髁连线的中点。
**风　池**　在项部，枕骨之下，胸锁乳突肌与斜方肌上端之间的凹陷处。
**足三里**　在小腿外侧，犊鼻下3寸，犊鼻与解溪连线上。
**百虫窝**　在股前区，髌底内侧端上3寸。

## 操作示例

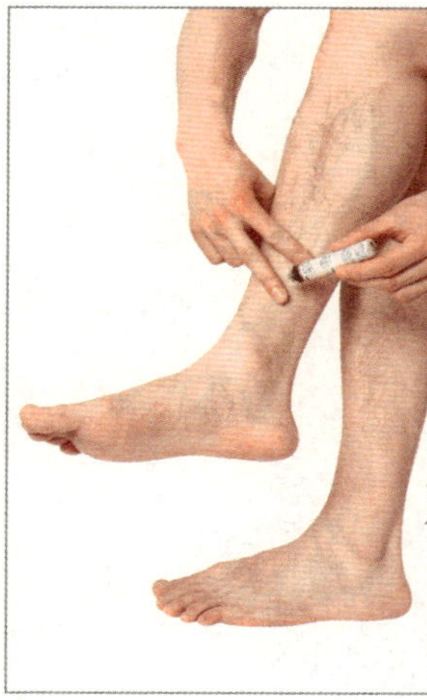
艾条温和灸三阴交15~20分钟

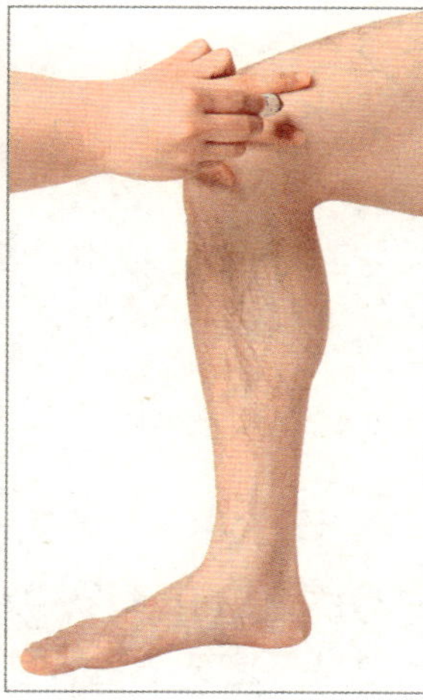
艾条温和灸血海15~20分钟

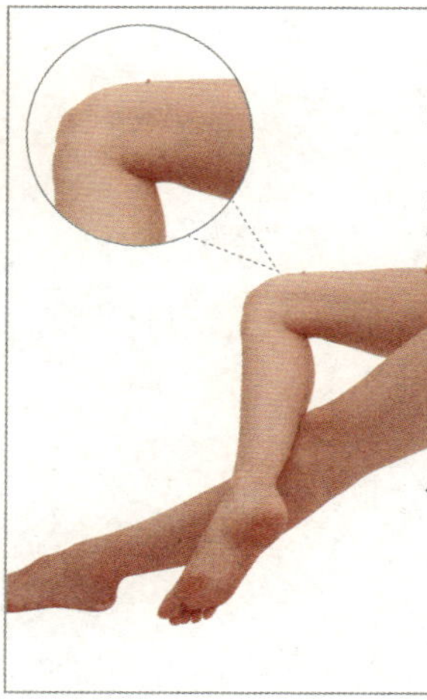
艾炷无瘢痕灸百虫窝1~3壮

# 黄褐斑

黄褐斑主要与肝气郁结和肝肾两虚有关。艾灸可以疏通肝气、滋肝养肾，对改善黄褐斑有良好效果。

**症状表现**

本病皮损为淡褐色或黄褐色斑，边界较清，形状不规则，对称分布于眼眶附近、额部、眉弓、鼻部、两颊、唇及口周等处，无自觉症状。

| | 灸法 | 体位 | 取穴 | 时间/数量 | 次数/疗程 |
|---|---|---|---|---|---|
| 疗法 | 艾条雀啄灸 | 合适体位 | 肝俞、脾俞、肾俞、神阙、关元、曲池 | 每次每穴施灸10~15分钟，以患者局部皮肤潮红灼热为度 | 每日1次或隔日1次 |

增效简方

## 拔罐疗法

**选穴** 膈俞、气海、关元、肾俞、血海、足三里、太冲。

**配穴** 肝郁型，加肝俞；脾虚型，加胃俞、脾俞；肾虚型，加照海。

**体位** 坐位。

**所需器具** 火罐。

**操作** 先选用主穴进行操作，用闪火法吸拔穴位，然后留罐10~15分钟，以皮肤变成紫红色或者罐内有水汽为度。对于血海、太冲、足三里可以用排罐的方法，血海、足三里用中号火罐进行吸拔。

## 定位取穴方法

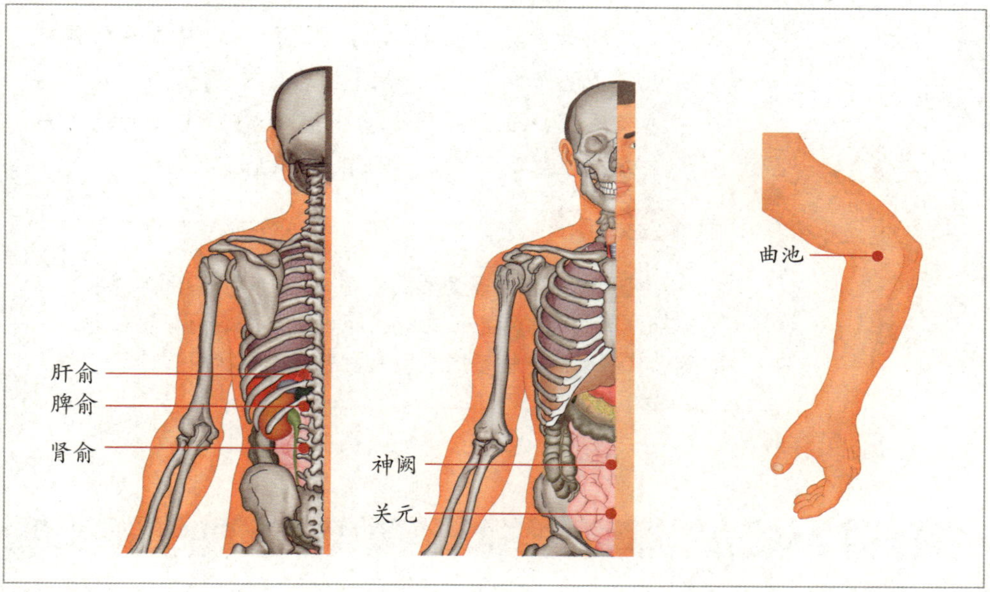


**肝　俞**　在背部脊柱区，第9胸椎棘突下，后正中线旁开1.5寸。

**脾　俞**　在背部脊柱区，第11胸椎棘突下，后正中线旁开1.5寸。

**肾　俞**　在腰部，第2腰椎棘突下，后正中线旁开1.5寸。

**神　阙**　在腹中部，脐中央。

**关　元**　在下腹部，前正中线上，脐中下3寸。

**曲　池**　在肘横纹外侧端，屈肘，尺泽与肱骨外上髁连线的中点。

## 操作示例

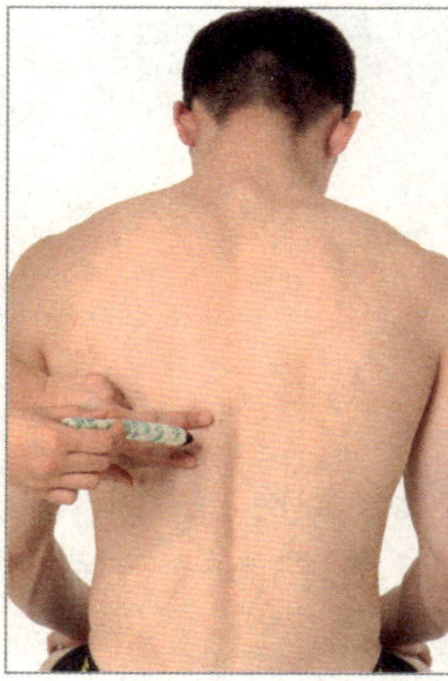
艾条雀啄灸肝俞10~15分钟

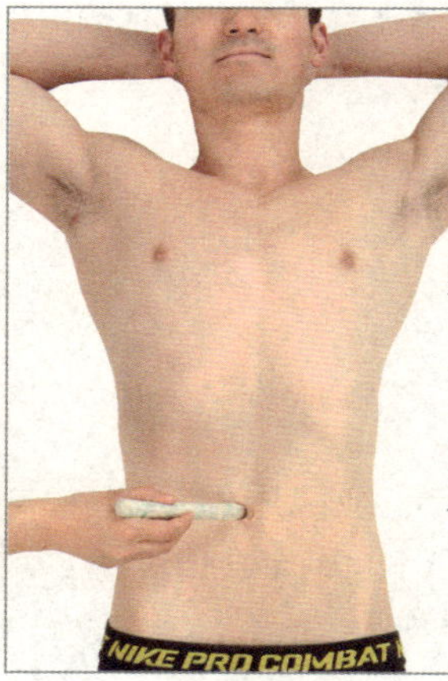

艾条雀啄灸神阙10~15分钟

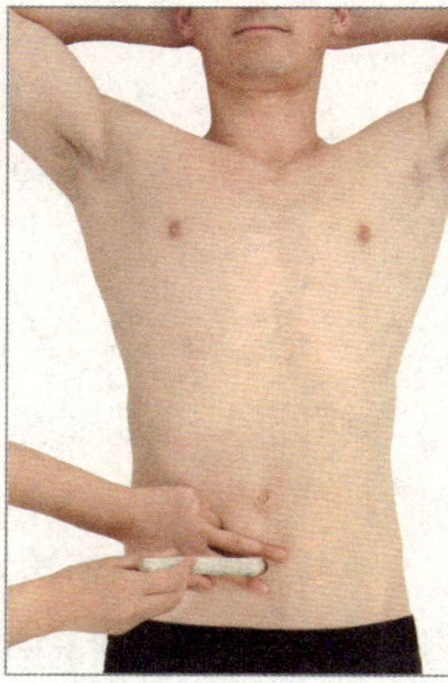
艾条雀啄灸关元10~15分钟

# 痤疮

痤疮即青春痘，俗称粉刺，是青春期青少年常见的皮肤病，多见于15~24岁的青年男女。中医认为，脾胃湿热、肺经蕴热、血热蕴结都会导致痤疮。艾灸疗法可通过清热凉血、祛风解毒的方法改善痤疮。

## 症状表现

痤疮初起损害多为黑头粉刺，挤压时有头部为黑色、体部呈黄白色的半透明脂栓排出，皮疹顶端可有小脓疱，破溃或吸收后遗留暂时性色素沉着或小凹状瘢痕。

| | 灸法 | 体位 | 取穴 | 时间/数量 | 次数/疗程 |
|---|---|---|---|---|---|
| 疗法 | 艾炷隔姜灸 | 合适体位 | 足三里、曲池、血海、三阴交、合谷 | 每次每穴施灸5~7壮 | 每日1~2次，灸至痤疮减轻或消失为止 |

## 增效简方

### 芦荟叶方

**原料** 鲜芦荟叶3~5片，凡士林适量。

**用法** 芦荟叶洗净，捣烂，绞汁，加凡士林配成7%软膏。每日早、晚揉擦患部各1次。

**主治** 适用于痤疮。

### 白果方

**原料** 白果适量。

**用法** 白果去掉外壳，种仁用刀切成平面。每晚睡觉前，用温水洗净患处（不要用肥皂），用白果频搽患处。一般7~14日为1个疗程。

**主治** 适用于痤疮。

## 定位取穴方法

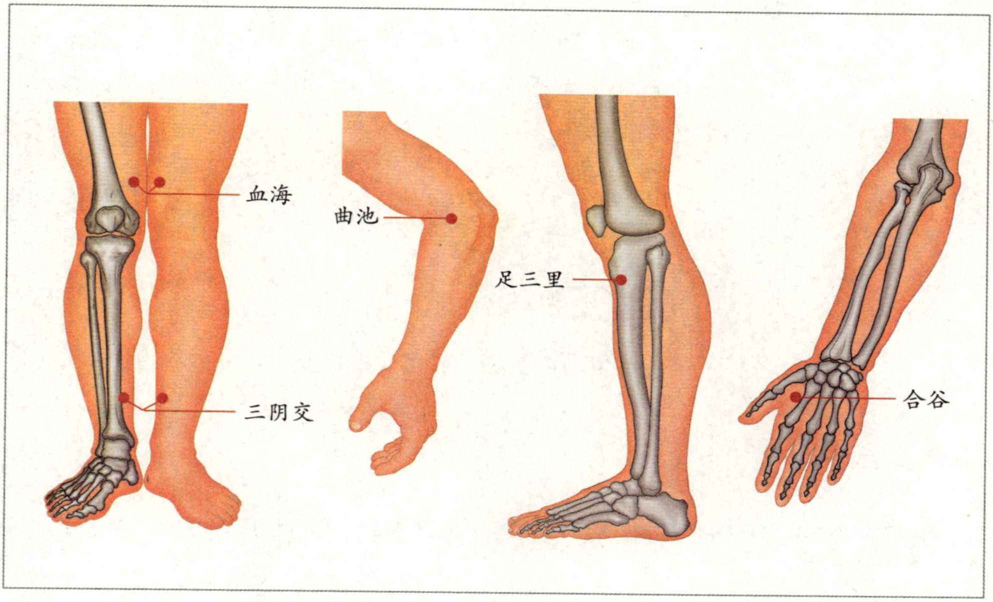


**足三里**　在小腿外侧，犊鼻下3寸，犊鼻与解溪连线上。

**曲　池**　在肘横纹外侧端，屈肘，尺泽与肱骨外上髁连线的中点。

**血　海**　在股前区，髌底内侧端上2寸，股内侧肌隆起处。

**三阴交**　在小腿内侧，内踝尖上3寸，胫骨内侧缘后际。

**合　谷**　在手背，第1、2掌骨间，第2掌骨桡侧的中点处。

## 操作示例

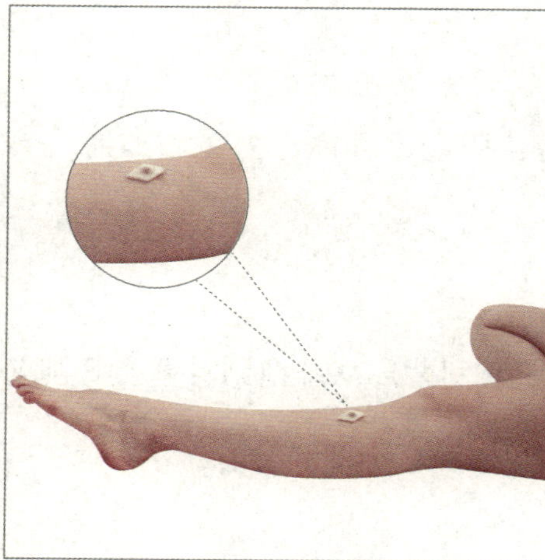

艾炷隔姜灸足三里5~7壮

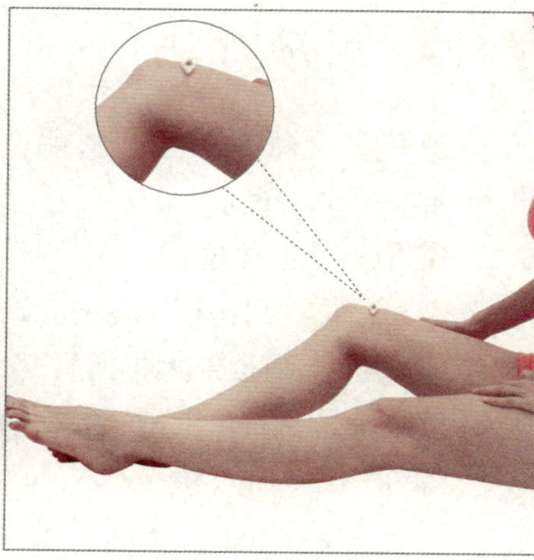

艾炷隔姜灸血海5~7壮

# 斑秃

中医认为，此病与肝肾不足或肝气郁结导致气滞血瘀有关。艾灸疗法有活血通络、滋养毛发的作用，因此可以治疗此病。

**症状表现**

头发莫名其妙地脱落，形成大小不一的脱发斑。

| | 灸法 | 体位 | 取穴 | 时间/数量 | 次数/疗程 |
|---|---|---|---|---|---|
| 疗法一 | 艾条温和灸 | 坐位 | 头维、百会 | 每次每穴施灸15~20分钟 | 每日1次，10次为1个疗程，每个疗程之间休息3日，灸至症状消失为止 |
| 疗法二 | 艾条温和灸 | 合适体位 | 肝俞、肾俞、风池 | 在脱发部位施灸10~20分钟，其余各穴施灸3分钟 | 每日2次，10次为1个疗程（此法适合肝肾不足型斑秃患者） |

**增效简方**

## 刮痧疗法

**选穴** 大椎、大杼、肺俞、膈俞、脾俞、肝俞、外关、血海、合谷、胆俞、肾俞。

**体位** 合适体位。

**所需器具** 刮痧板、瓷勺。

**操作** ①刮颈部大椎及背部大杼。②刮背部从肺俞到肾俞。③刮前臂外关、合谷。④刮下肢血海。

## 定位取穴方法

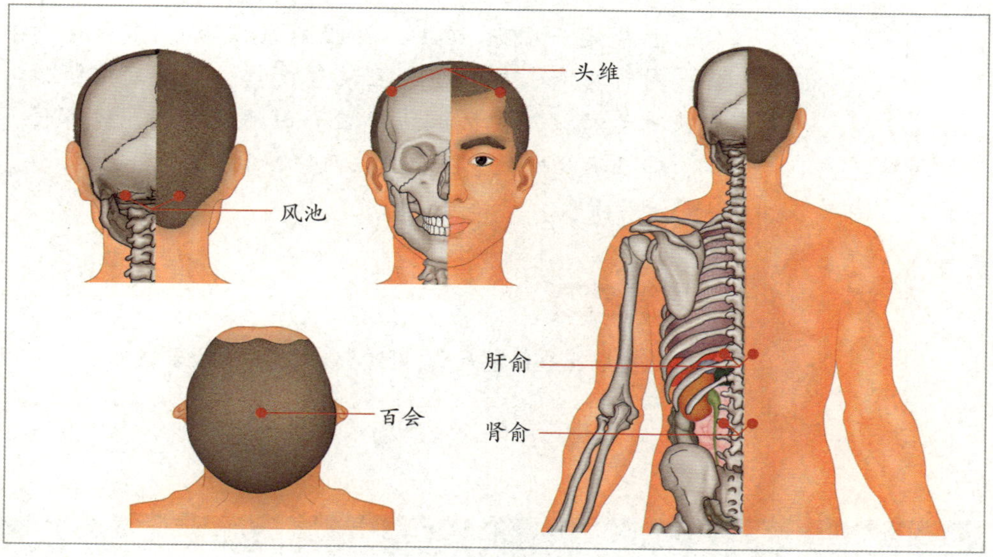


**头　维**　位于头侧部，额角发际上0.5寸，头正中线旁开4.5寸。

**百　会**　在头部，前发际正中直上5寸。

**肝　俞**　在背部脊柱区，第9胸椎棘突下，后正中线旁开1.5寸。

**肾　俞**　在腰部，第2腰椎棘突下，后正中线旁开1.5寸。

**风　池**　在项部，枕骨之下，胸锁乳突肌与斜方肌上端之间的凹陷处。

## 操作示例

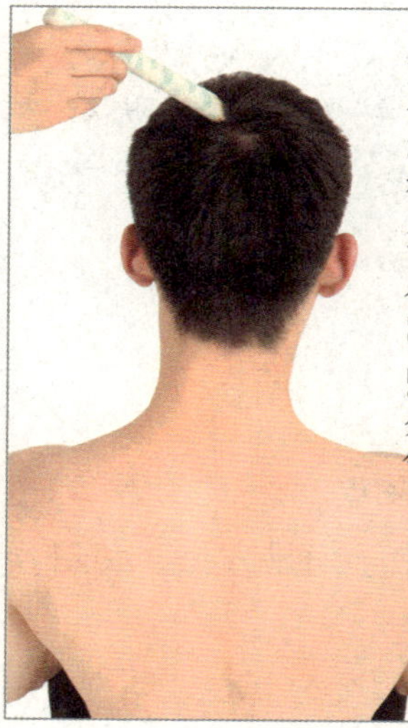
艾条温和灸百会15~20分钟

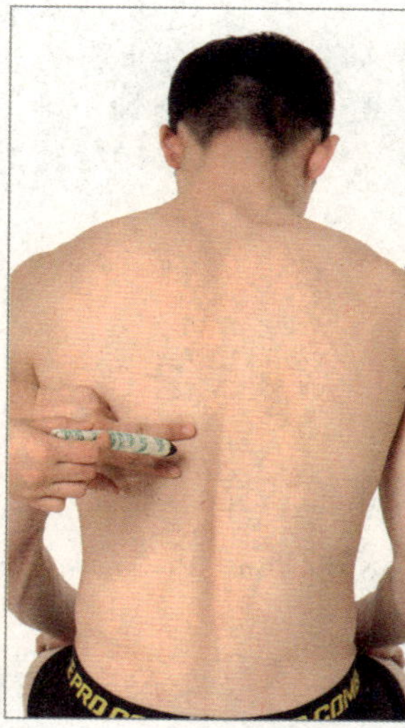
艾条温和灸肝俞3分钟

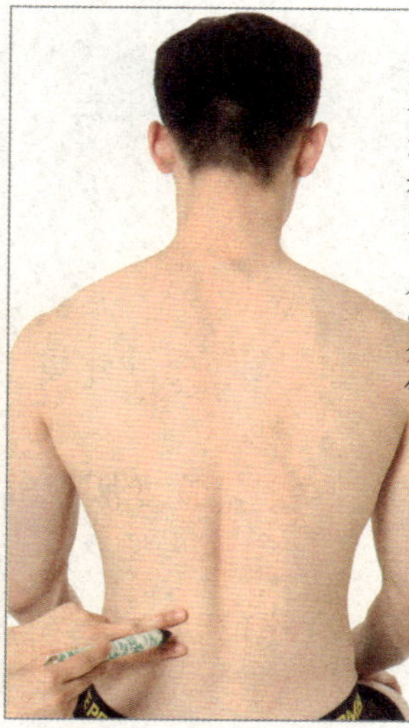
艾条温和灸肾俞3分钟

# 湿疹

湿疹是一种过敏性、炎症性皮肤病，以皮疹多样、对称分布、剧烈瘙痒且反复发作、易演变成慢性皮肤病为特征。中医认为，湿疹由肝脾湿热、风邪侵体、肺经不畅所致。艾灸疗法可清热利湿、祛风止痒，从而治疗湿疹。

## 症状表现

皮肤出现红色丘疹，自觉瘙痒剧烈且反复发作。

| | 灸法 | 体位 | 取穴 | 时间/数量 | 次数/疗程 |
|---|---|---|---|---|---|
| 疗法一 | 艾条温和灸 | 合适体位 | 阴陵泉、血海、三阴交 | 每次每穴施灸5~10分钟，以患者皮肤潮红灼热为度 | 每日1次，10次为1个疗程 |
| 疗法二 | 艾条温和灸 | 合适体位 | 曲池、合谷、三阴交、阿是穴 | 每次选3~4个穴位，每次每穴施灸10~20分钟。也可于奇痒难耐时随时施灸 | 每日1次，5~7次为1个疗程，灸至皮肤结痂后脱屑为止 |

增效简方

### 龙胆草黄柏敷贴法

**原料** 龙胆草30克，黄柏12克，地丁、龙葵各6克。

**用法** 将上述药材捣烂成泥，取适量，然后敷于阿是穴处，每日换药1次。

**功效** 清热利湿、祛风止痒，对治疗湿疹有效。

## 定位取穴方法

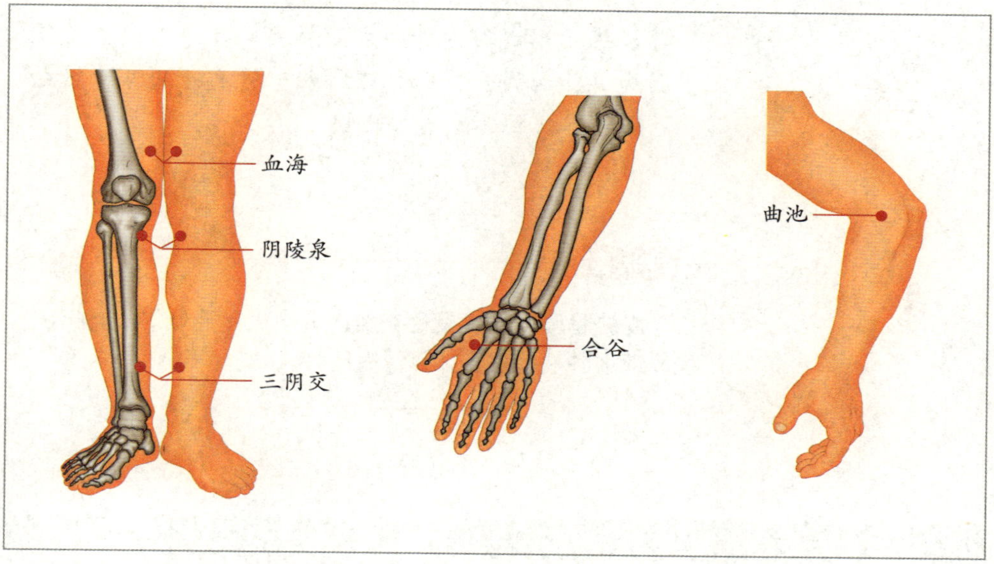


**阴陵泉**　在小腿内侧，胫骨内侧髁下缘与胫骨内侧缘之间的凹陷中。

**血　海**　在股前区，髌底内侧端上2寸，股内侧肌隆起处。

**三阴交**　在小腿内侧，内踝尖上3寸，胫骨内侧缘后际。

**曲　池**　在肘横纹外侧端，屈肘，尺泽与肱骨外上髁连线的中点。

**合　谷**　在手背，第1、2掌骨间，第2掌骨桡侧的中点处。

**阿是穴**　湿疹中心及其边缘。

## 操作示例

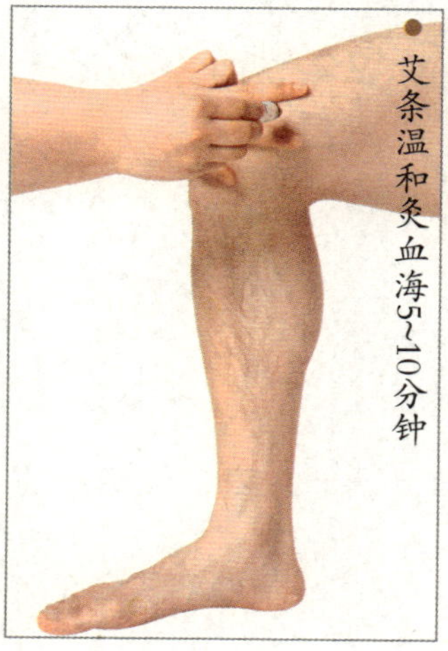


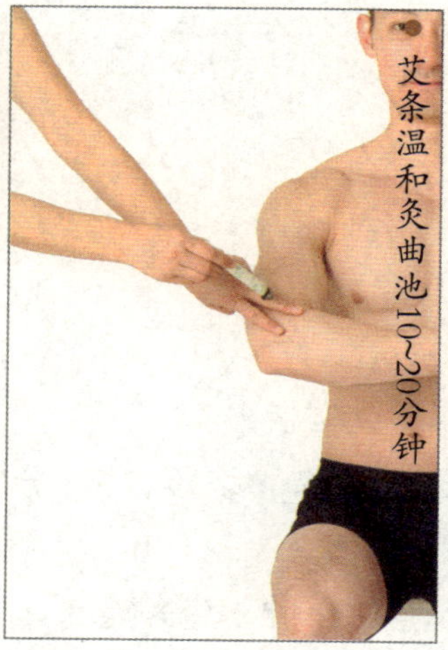


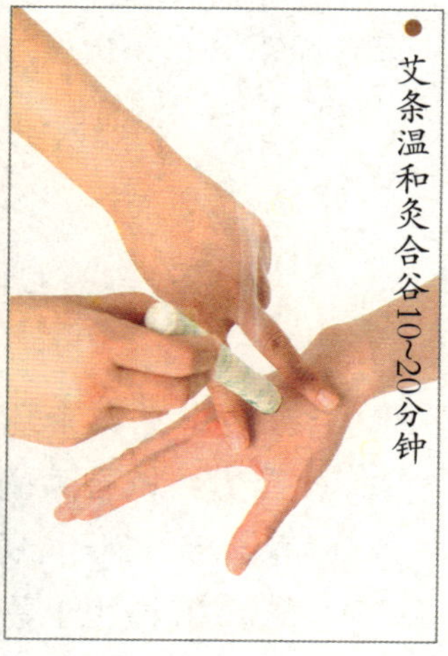

# 荨麻疹

荨麻疹的形成有内外两方面原因，具体来说就是气血虚弱和风邪入侵、胃肠积热所致。艾灸疗法可清热祛湿、祛风止痒，因此可治疗此病。

**症状表现**

皮肤黏膜血管发炎性充血，会有大量液体渗出，出现局部水肿性的损害，且伴有剧痒。

| | 灸法 | 体位 | 取穴 | 时间/数量 | 次数/疗程 |
|---|---|---|---|---|---|
| 疗法一 | 艾条温和灸 | 合适体位 | 风池、风市 | 每次每穴施灸5~10分钟，以患者局部皮肤潮红灼热为度 | 每日1次，10次为1个疗程 |
| 疗法二 | 艾炷无瘢痕灸 | 合适体位 | 曲池、足三里、合谷、血海、三阴交 | 每次每穴施灸3~5壮 | 急性患者每日2次，2~3次为1个疗程；慢性患者每日1次，10次为1个疗程 |

**增效简方**

## 香菜方

**原料** 香菜十几根，蜂蜜适量。

**用法** 取香菜根须，洗净，切段，煮5分钟，调上蜂蜜，饮汤吃香菜。连饮3日，每日1次。

**主治** 适用于荨麻疹红、肿、痒等症状。

## 定位取穴方法

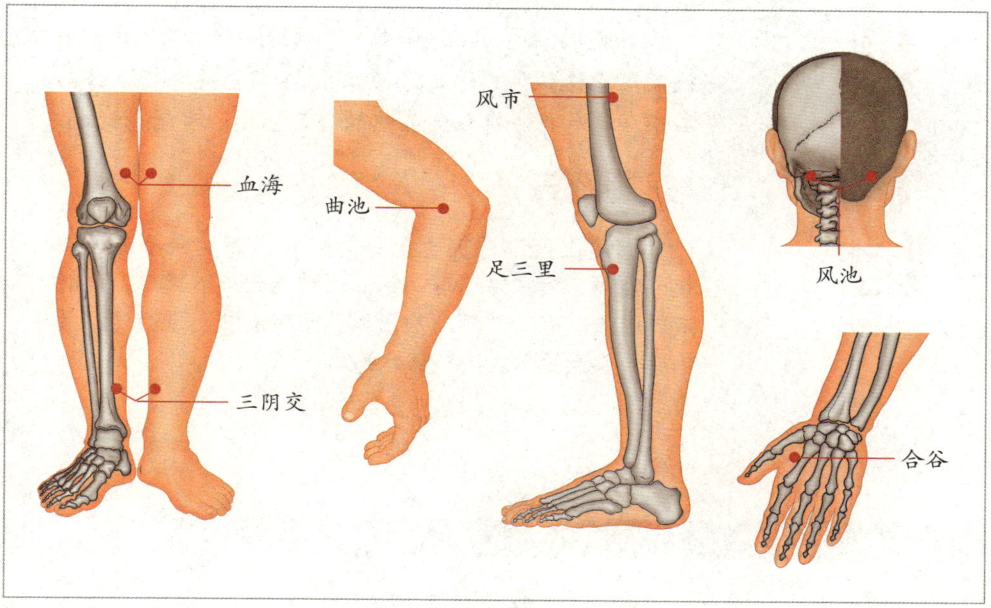


**风　池**　在项部，枕骨之下，胸锁乳突肌与斜方肌上端之间的凹陷处。

**风　市**　在大腿外侧部中线上，腘横纹上7寸，股外侧肌与股二头肌之间。

**曲　池**　在肘横纹外侧端，屈肘，尺泽与肱骨外上髁连线的中点。

**足三里**　在小腿外侧，犊鼻下3寸，犊鼻与解溪连线上。

**合　谷**　在手背，第1、2掌骨间，第2掌骨桡侧的中点处。

**血　海**　在股前区，髌底内侧端上2寸，股内侧肌隆起处。

**三阴交**　在小腿内侧，内踝尖上3寸，胫骨内侧缘后际。

## 操作示例

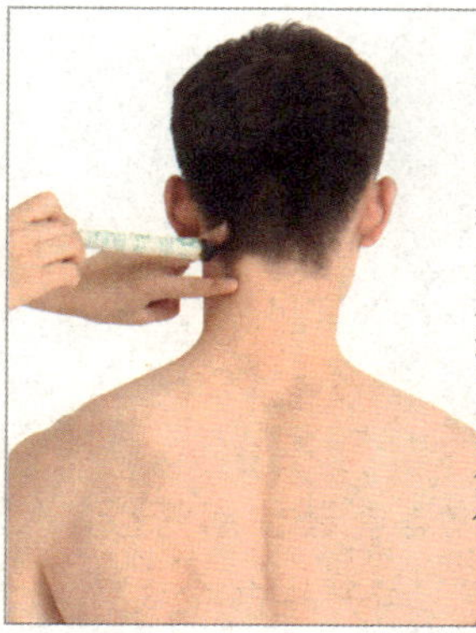

艾条温和灸风池5~10分钟

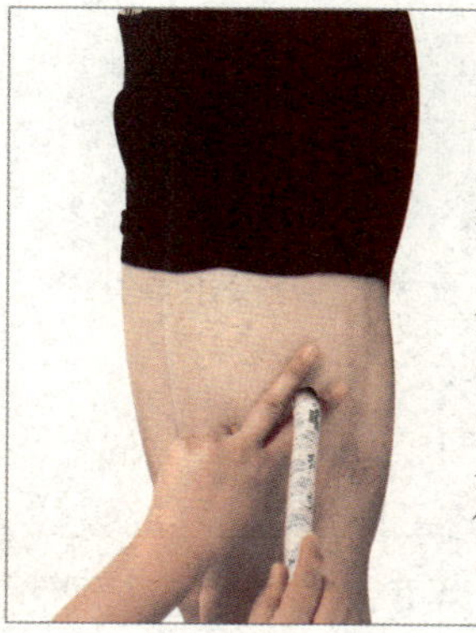

艾条温和灸风市5~10分钟

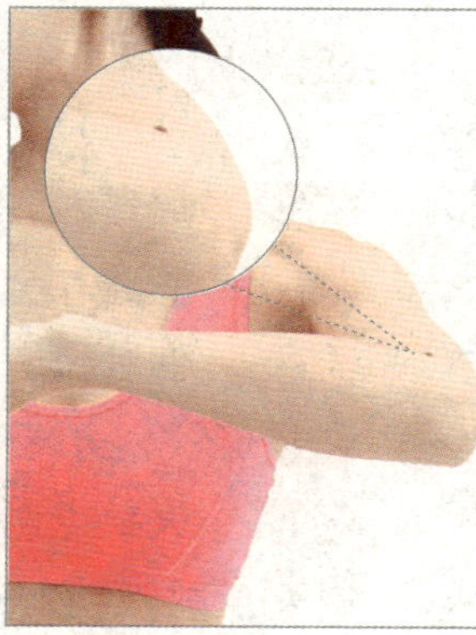

艾炷无瘢痕灸曲池3~5壮

# 带状疱疹

带状疱疹是由水痘–带状疱疹病毒引起的急性感染性皮肤病。中医认为，平时喜食肥甘厚味导致湿热下注易引发本病。艾灸疗法有祛湿除热的作用，因此可治疗此病。

**症状表现**

患者出疹前往往有全身的症状，如全身不适、发热、疲倦、食欲减退等，继而出现局部皮肤疼痛，同时或伴随皮肤有灼热感。数日后，患者皮肤出现红斑，其中有针头至豆粒大的成簇水疱。

| | 灸法 | 体位 | 取穴 | 时间/数量 | 次数/疗程 |
|---|---|---|---|---|---|
| 疗法一 | 艾条回旋灸 | 合适体位 | 阿是穴 | 每次30分钟左右，根据皮损面积大小酌情掌握施灸时间，以患者皮肤灼烫但能耐受为度 | 每日1次，7次为1个疗程 |
| 疗法二 | 艾条雀啄灸 | 合适体位 | 支沟、阳陵泉 | 每次每穴施灸15~20分钟，以患者局部皮肤潮红灼热为度 | 每日1次，10次为1个疗程，每个疗程之间休息3日，灸至症状消失为止 |

增效简方

## 拔罐疗法

**选穴** 阿是穴。

**配穴** 曲池、合谷、支沟、阴陵泉、血海、三阴交、太冲。

**体位** 仰卧位、坐位。

**所需器具** 火罐、火针。

**操作** 火针点刺疱疹簇后在受针局部吸拔，以火罐能罩住疱疹簇，使针刺点能被纳入罐内为度，如果疱疹簇面积过大，可并用多个火罐。

## 定位取穴方法

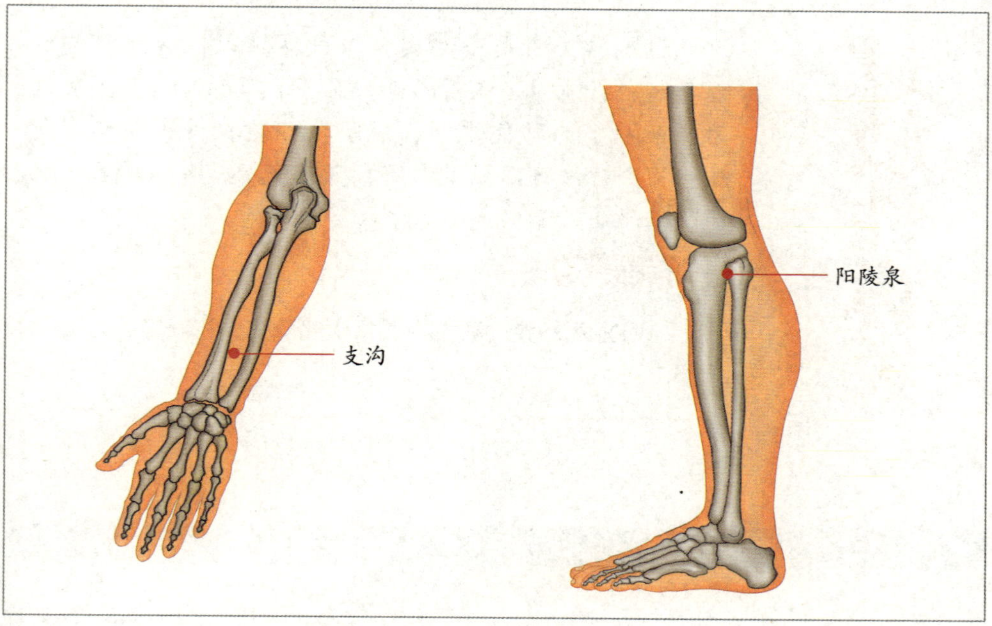


**阿是穴**　皮损局部。

**支　沟**　在前臂腕背侧远端横纹上3寸，尺骨与桡骨之间。

**阳陵泉**　在小腿外侧，位于腓骨头前取穴下方凹陷处。

## 操作示例

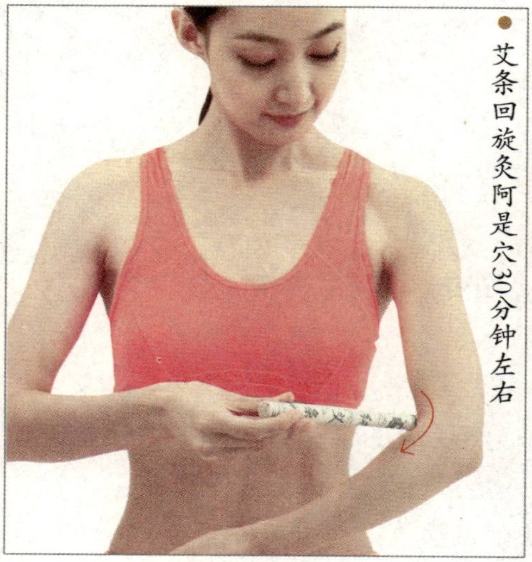


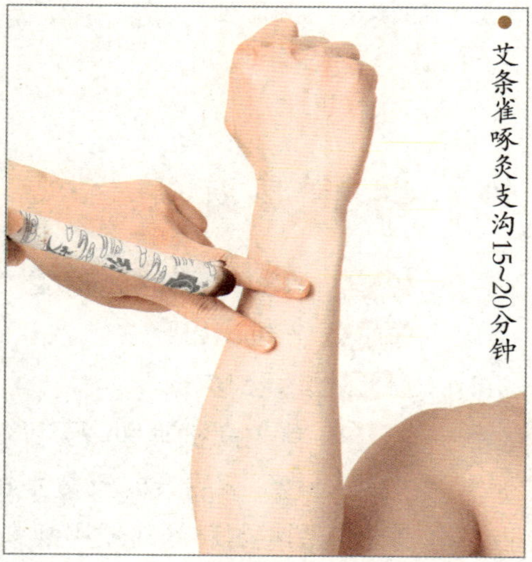

# 过敏性鼻炎

过敏性鼻炎是一种因吸入外界过敏性物质引起的以鼻痒、打喷嚏、流清涕等为主要表现的疾病。中医认为，此病多为肺气虚弱，风寒之邪趁机侵犯及鼻窍所致。艾灸疗法可以祛风散寒、温肺暖身、升阳固表，从而改善此病。

**症状表现**

因吸入外界过敏性物质，引起鼻痒、打喷嚏、流清涕等。

| | 灸法 | 体位 | 取穴 | 时间/数量 | 次数/疗程 |
|---|---|---|---|---|---|
| 疗法一 | 艾炷隔姜灸 | 合适体位 | 丰隆、合谷、大椎、脾俞 | 每次每穴施灸5~7壮 | 每日1次，10次为1个疗程（此方法适合脾气虚弱型患者） |
| 疗法二 | 艾炷隔姜灸 | 合适体位 | 迎香、口禾髎、合谷、风池、肺俞、足三里 | 每次选2~3个穴位，每次每穴施灸3~5壮 | 每日1次，10次为1个疗程（此方法适合肺气虚弱型患者） |

**增效简方**

## 刮痧疗法

**选穴** 耳和髎、迎香、印堂、上迎香、风府至大椎。

**体位** 坐位、俯卧位。

**所需器具** 刮痧板。

**操作** 首先刮拭耳和髎至迎香；然后刮拭印堂、迎香、上迎香，皆按照从上到下的方向反复刮拭；最后沿着督脉，刮拭风府至大椎。注意，刮拭督脉的时候用刮痧板的厚缘。

## 定位取穴方法

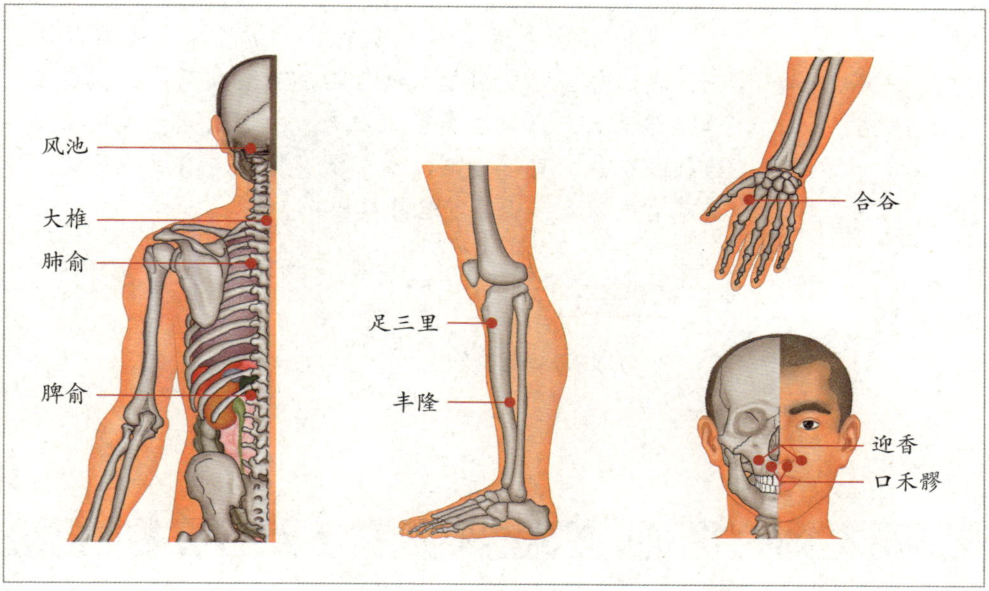


**丰　隆**　在小腿外侧，外踝尖上8寸，胫骨前肌前缘2横指（中指）处。

**合　谷**　在手背，第1、2掌骨间，第2掌骨桡侧的中点处。

**大　椎**　在后正中线上，第7颈椎棘突下凹陷中。

**脾　俞**　在背部脊柱区，第11胸椎棘突下，后正中线旁开1.5寸。

**迎　香**　在面部，鼻翼的外缘中点旁，鼻唇沟中。

**口禾髎**　鼻孔外缘直下，平水沟上1/3与下2/3交点处。

**风　池**　在项部，枕骨之下，胸锁乳突肌与斜方肌上端之间的凹陷处。

**肺　俞**　在背部脊柱区，第3胸椎棘突下，后正中线旁开1.5寸。

**足三里**　在小腿外侧，犊鼻下3寸，犊鼻与解溪连线上。

## 操作示例

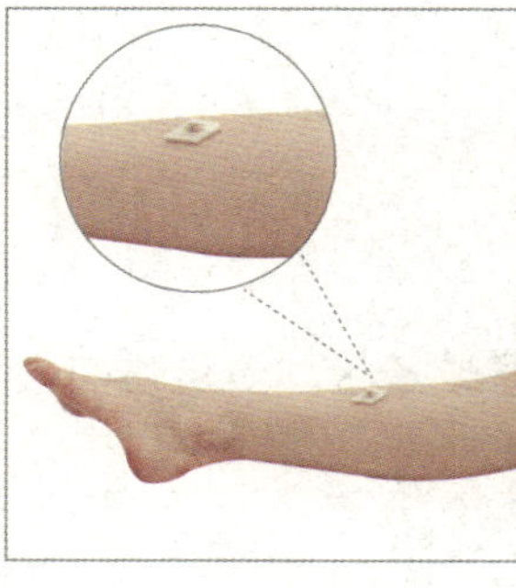
艾炷隔姜灸丰隆5~7壮

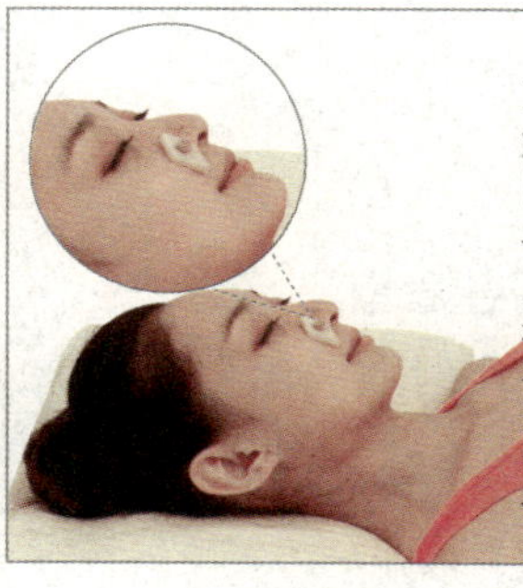
艾炷隔姜灸迎香3~5壮

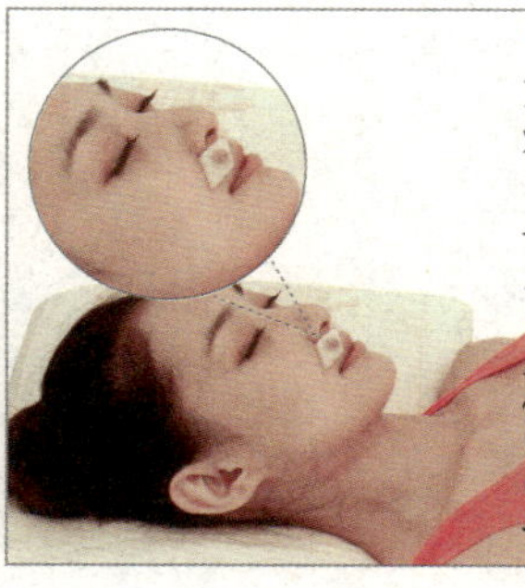
艾炷隔姜灸口禾髎3~5壮

# 鼻出血

鼻出血在中医里叫“鼻衄”，是临床常见症状之一，多因鼻腔病变引起，也可由全身疾病引起，偶有因鼻腔邻近病变出血经鼻腔流出者。中医认为，鼻出血多与肺经有热、胃部积热、虚火上炎等因素有关。艾灸疗法可清热祛火，从而可治疗鼻出血。

**症状表现**

有血液从鼻腔流出。

| | 灸法 | 体位 | 取穴 | 时间/数量 | 次数/疗程 |
|---|---|---|---|---|---|
| 疗法一 | 艾条温和灸 | 合适体位 | 涌泉、孔最、大椎、肺俞 | 每次每穴施灸15~20分钟，以患者局部皮肤潮红灼热为度 | 每日1~2次，灸至症状消失为止（此方法适用于肺经有热型患者） |
| 疗法二 | 艾条温和灸 | 合适体位 | 合谷、复溜、上星、迎香、三阴交 | 每次每穴施灸5~10分钟 | 每日1次，灸至症状消失为止（此方法适用于阴虚火旺型患者） |

**增效简方**

## 白及方

**原料** 白及、糯米粥各适量。

**用法** 将白及研末。用时取药适量，用糯米粥捏成条状，清除鼻腔残存物，将药条塞进患侧鼻腔，保留2日。

**主治** 适用于顽固性鼻出血。

## 定位取穴方法

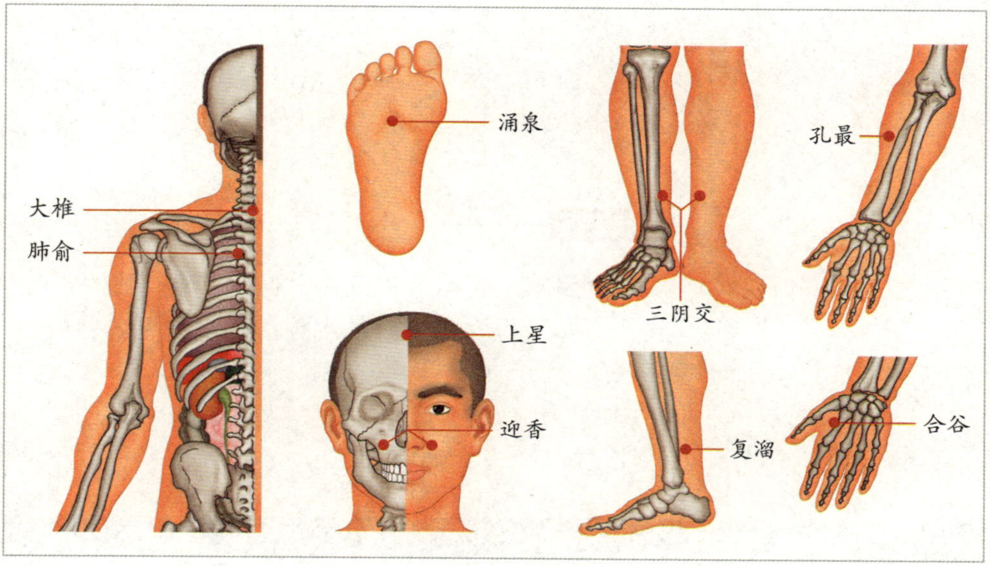


**涌　泉**　在足底，屈足卷趾时足心最凹陷中。

**孔　最**　在前臂掌面的桡侧，尺泽与太渊连线上，腕横纹上7寸处。

**大　椎**　在后正中线上，第7颈椎棘突下凹陷中。

**肺　俞**　在背部脊柱区，第3胸椎棘突下，后正中线旁开1.5寸。

**合　谷**　在手背，第1、2掌骨间，第2掌骨桡侧的中点处。

**复　溜**　在小腿内侧，太溪直上2寸，跟腱的前方。

**上　星**　头部，前发际正中直上1寸。

**迎　香**　在面部，鼻翼的外缘中点旁，鼻唇沟中。

**三阴交**　在小腿内侧，内踝尖上3寸，胫骨内侧缘后际。

## 操作示例

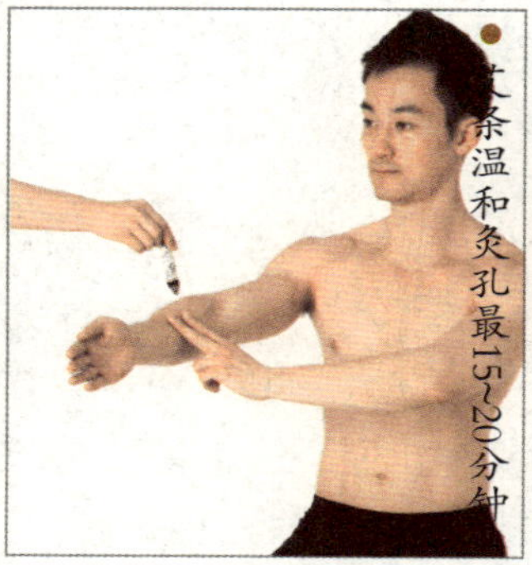


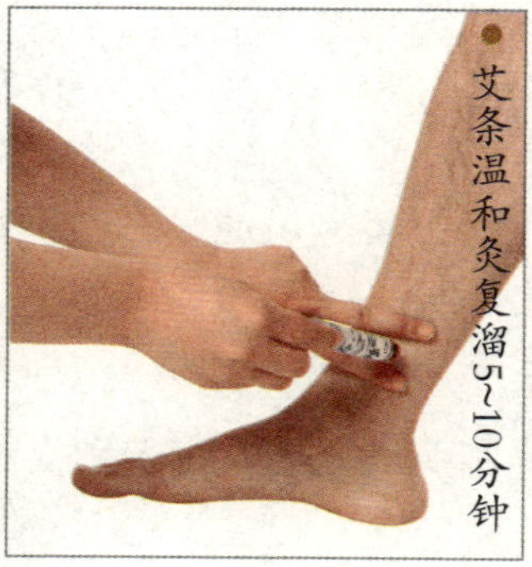


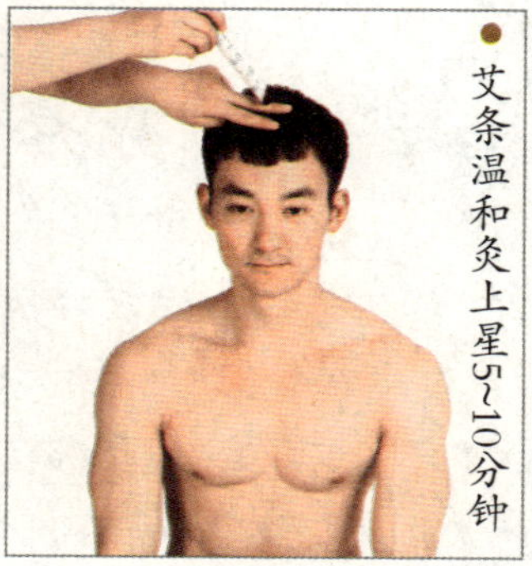

# 鼻窦炎

鼻窦炎是指鼻黏膜发生的炎症。在中医里，本病属于“鼻渊”范围，分风寒和风热两种类型。艾灸疗法可以祛风、清热、散寒，从而辅助治疗此病。

## 症状表现

鼻部阻塞、疼痛，有脓涕，嗅觉减退，注意力不集中，记忆力减退，伴有头痛、畏寒、食欲减退等症状。

| | 灸法 | 体位 | 取穴 | 时间/数量 | 次数/疗程 |
|---|---|---|---|---|---|
| 疗法 | 艾条回旋灸 | 合适体位 | 上星、印堂、下关、风池、肺俞、合谷 | 每次每穴施灸10~15分钟，每日1次 | 5次为1个疗程，每个疗程之间休息1日 |

增效简方

### 拔罐疗法

**选穴** 风门、肺俞。

**体位** 坐位。

**所需器具** 火罐。

**操作** 用闪罐法在风门、肺俞两穴闪罐后，留罐5~10分钟。此法适用于风寒证。

### 刮痧疗法

**选穴** 迎香、印堂、上星、风池、合谷、尺泽。

**体位** 合适体位。

**所需器具** 刮痧板。

**操作** 用刮痧板先刮头部风池，接着刮面部印堂、迎香、上星，再刮前臂尺泽和手部合谷。

## 定位取穴方法

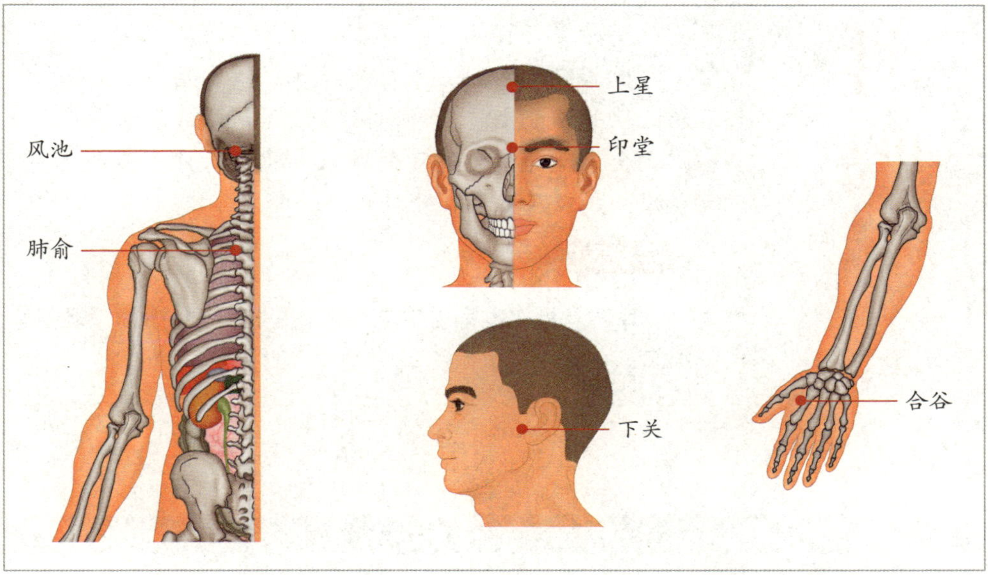


**上　星**　在头部，前发际正中直上1寸。

**印　堂**　在面部，两眉毛内侧端中间凹陷处。

**下　关**　在面部耳前方，颧弓下缘中央与下颌切迹之间凹陷中。

**风　池**　在项部，枕骨之下，胸锁乳突肌与斜方肌上端之间的凹陷处。

**肺　俞**　在背部脊柱区，第3胸椎棘突下，后正中线旁开1.5寸。

**合　谷**　在手背，第1、2掌骨间，第2掌骨桡侧的中点处。

## 操作示例

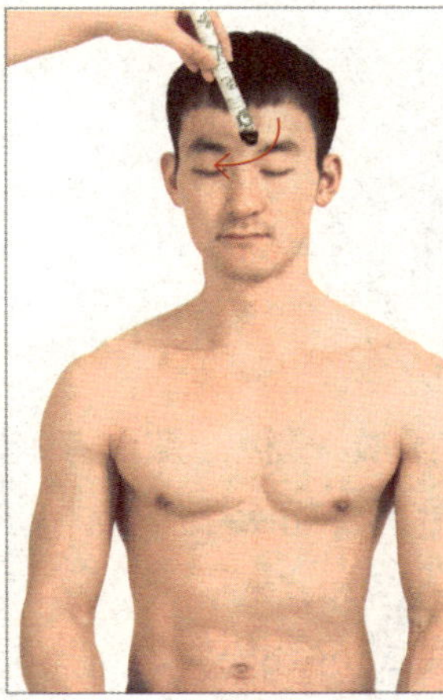

艾条回旋灸印堂10~15分钟

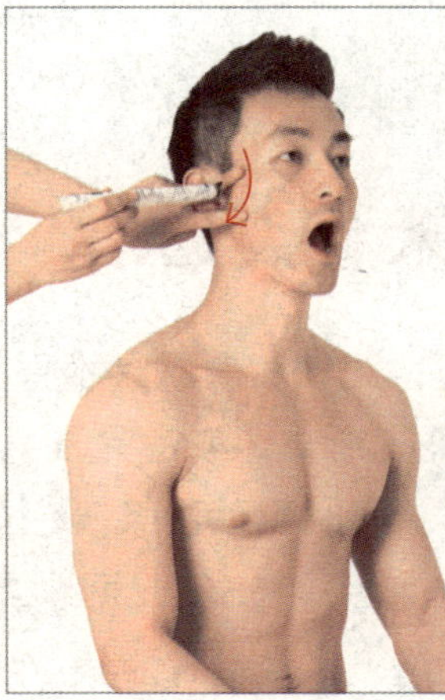

艾条回旋灸下关10~15分钟

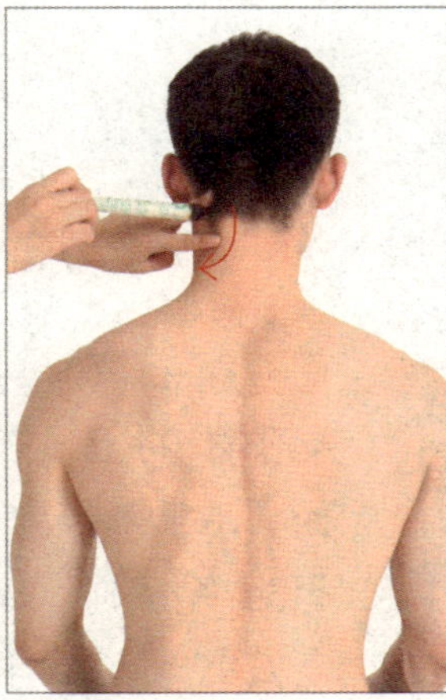

艾条回旋灸风池10~15分钟

# 耳鸣耳聋

耳鸣耳聋多由暴怒、突然的惊恐、肝胆风火上逆等因素致少阳经气闭阻，或外感风寒、壅遏清窍，或肾虚气弱、精气不能上达于耳所致。中医认为，耳部经气不畅，就会出现耳鸣、耳聋的症状。艾灸疗法可以疏通耳部经络，减轻耳鸣耳聋的症状。

**症状表现**

耳鸣是指自觉耳内鸣响；耳聋是指听觉减退，甚至消失。

| | 灸法 | 体位 | 取穴 | 时间/数量 | 次数/疗程 |
|---|---|---|---|---|---|
| 疗法一 | 艾条温和灸 | 坐位 | 翳风、听会、耳门、听宫 | 每次每穴施灸15~20分钟 | 每日施灸1~2次，灸至症状消失为止 |
| 疗法二 | 艾条回旋灸 | 合适体位 | 听宫、听会、中渚、翳风、大椎、太溪 | 每次选取3~5个穴位，每次每穴施灸10分钟左右，以患者局部皮肤潮红灼热为度 | 每日1次，10次为1个疗程 |

**增效简方**

## 磁石细麝木香敷贴法

**原料** 石菖蒲、磁石、细辛、麝香、木香各等份。

**用法** 将上述药材研成细末，取适量加入白酒调成糊状，敷贴在神阙、双侧涌泉穴位上。同时用油纱条裹住药泥塞耳朵。每日1次，28日为1个疗程，疗程结束后停药5日，再继续下一疗程。

**功效** 有疏通耳部经络，减轻耳聋症状，恢复耳朵功能的效果。

## 定位取穴方法

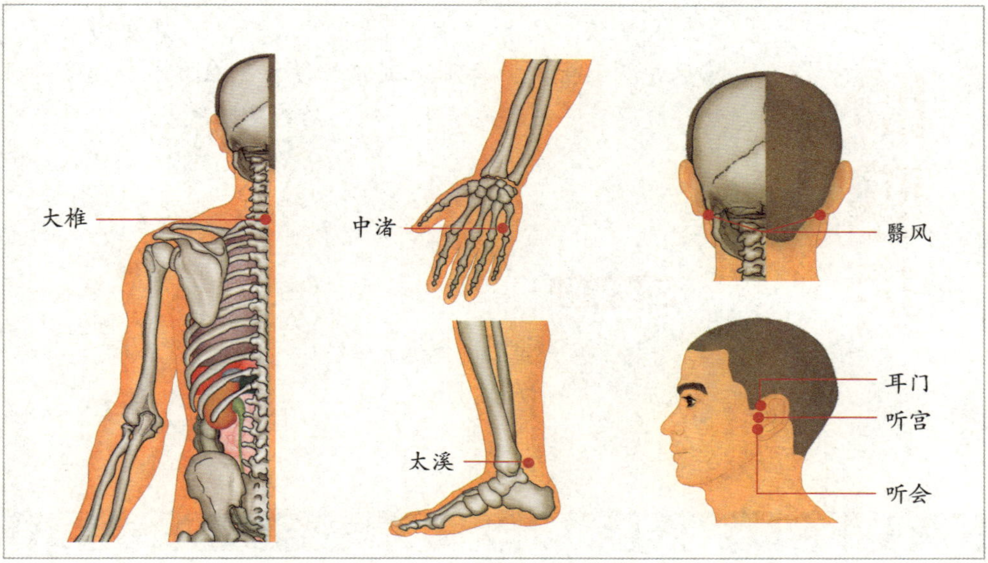


**翳　风**　在颈部，位于耳垂后方，乳突下端前方的凹陷处。

**听　会**　在面部，位于耳屏间切迹与下颌骨髁突之间的凹陷中。

**耳　门**　在耳屏上切迹与下颌骨髁突之间的凹陷中。

**听　宫**　在面部，耳屏前，下颌骨髁状突的后方，张口有凹陷处。

**中　渚**　在手背部，无名指本节的后方，第4、5掌骨凹陷中。

**大　椎**　在后正中线上，第7颈椎棘突下凹陷中。

**太　溪**　在踝区，内踝尖与跟腱之间的凹陷中。

## 操作示例

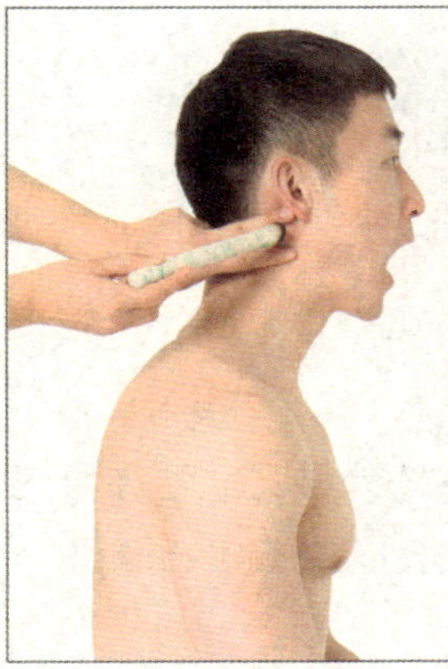
艾条温和灸翳风15~20分钟

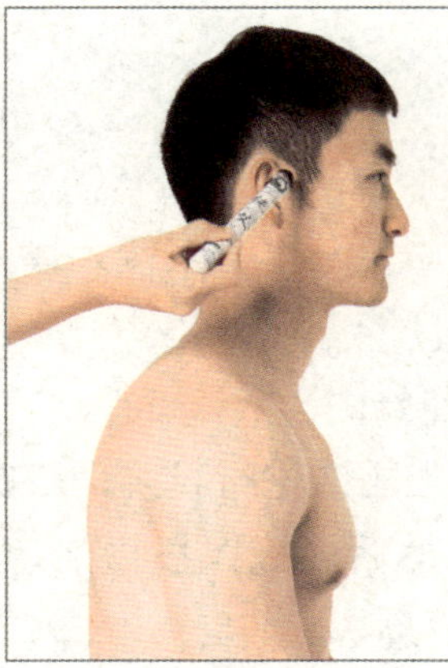
艾条温和灸耳门15~20分钟

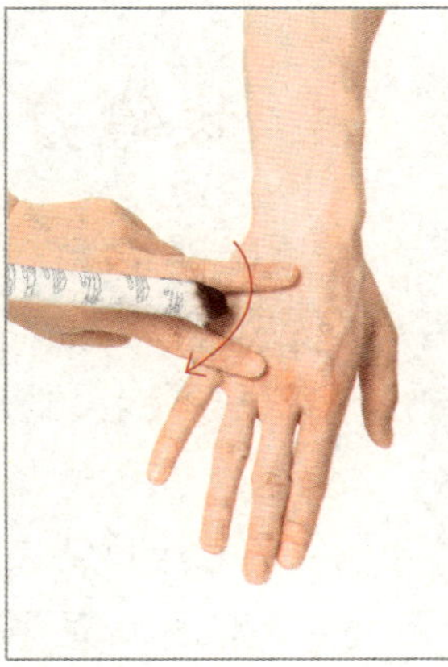
艾条回旋灸中渚10分钟左右

# 睑腺炎

睑腺炎，俗称麦粒肿。中医认为，此病多由脾胃蕴热或心火上炎，再加上风邪入侵、气血瘀阻等因素导致。艾灸疗法可祛风降火，从而治疗麦粒肿。

**症状表现**

眼睑局部红肿、疼痛、硬结。

| | 灸法 | 体位 | 取穴 | 时间/数量 | 次数/疗程 |
|---|---|---|---|---|---|
| 疗法一 | 艾炷无瘢痕灸 | 合适体位 | 合谷、后溪、太冲、丘墟 | 每次选取3个穴位，每次每穴施灸3壮 | 每日1次，1~3次为1个疗程，灸至症状消失为止 |
| 疗法二 | 艾条回旋灸 | 仰卧位 | 风池、太阳、合谷、阳白 | 太阳、阳白施灸3~5分钟，风池、合谷施灸10~20分钟 | 每日1次，灸至症状消失为止 |

## 增效简方

### 拔罐疗法

**选穴** 阴陵泉、曲池、足三里、双侧大横。

**体位** 仰卧位、坐位。

**所需器具** 火罐、梅花针。

**操作** 用闪火法对以上主穴进行吸拔，留罐10~15分钟，曲池亦可先用梅花针叩刺放血，然后再施以拔罐治疗，一般以放血3~5毫升为度。双侧大横可采用排罐法。

## 定位取穴方法

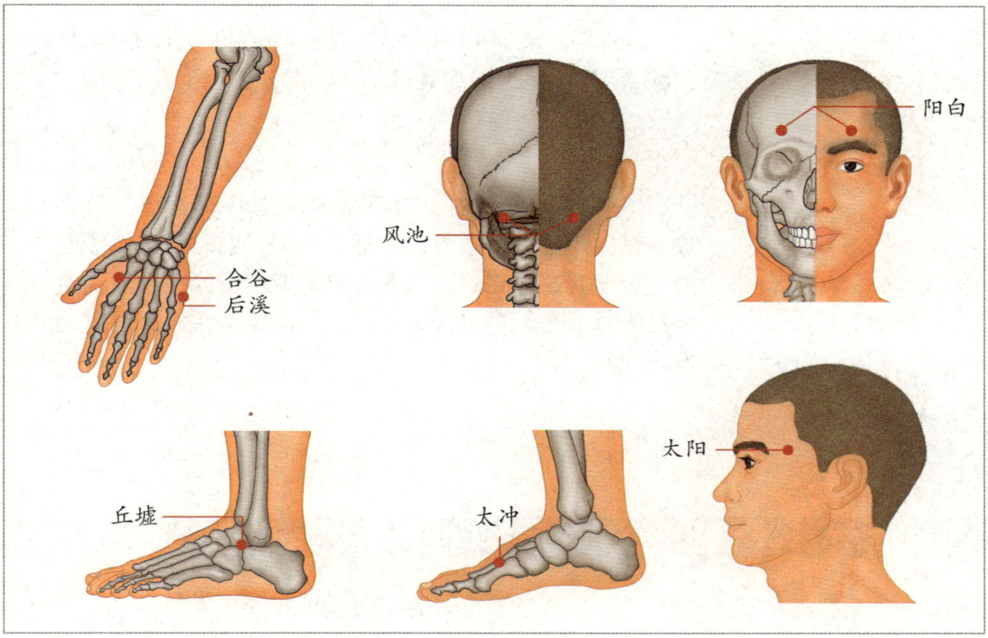


**合　谷**　在手背，第1、2掌骨间，第2掌骨桡侧的中点处。

**后　溪**　在第5掌指关节尺侧后的掌指横纹头赤白肉际凹陷中。

**太　冲**　在足背，第1、2跖骨之间，跖骨底结合部前方凹陷处，在踇长伸肌腱外缘处。

**丘　墟**　在足外踝的前下方，在趾长伸肌腱的外侧凹陷处。

**风　池**　在项部，枕骨之下，胸锁乳突肌与斜方肌上端之间的凹陷处。

**太　阳**　眉梢与外眼角之间向后约1寸处的凹陷中。

**阳　白**　在头部，瞳孔直上，眉上1寸。

## 操作示例

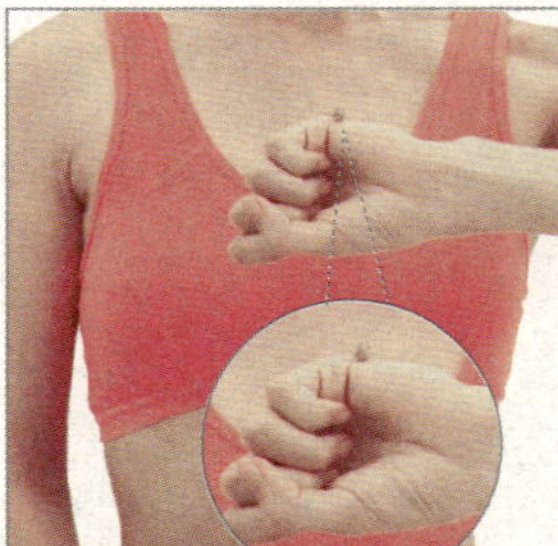

艾炷无瘢痕灸后溪3壮

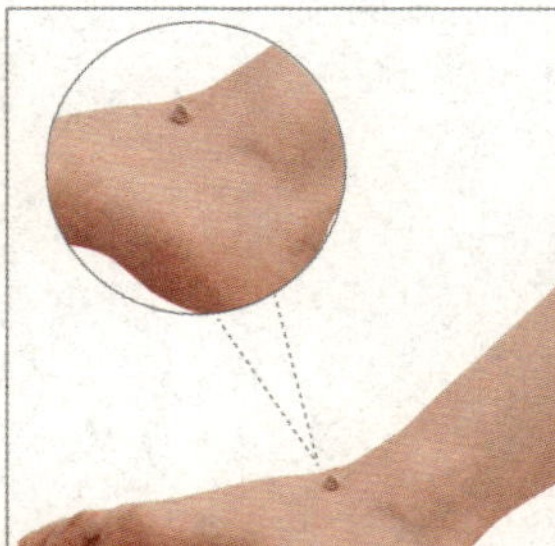

艾炷无瘢痕灸丘墟3壮

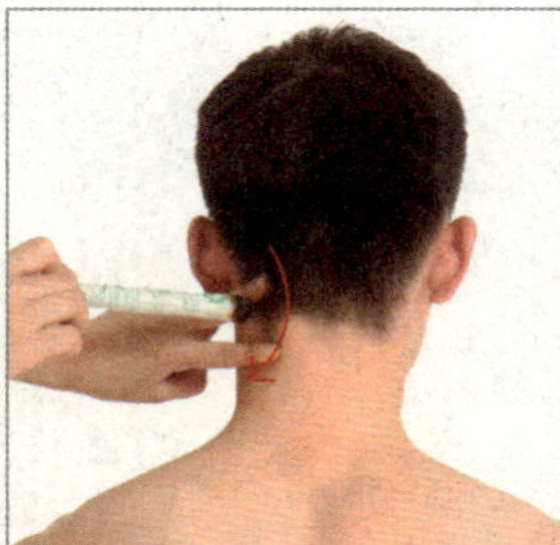

艾条回旋灸风池10~20分钟

# 上睑下垂

上睑下垂是指眼睑部分或全部不能自行抬起而下垂，掩盖了部分或全部瞳孔，从而影响视力。

## 症状表现

脾气不足导致的上睑下垂表现为睑裂变窄，看人或物需要用手分开眼睑或者仰头而视，同时伴有体倦乏力、少气懒言等症状；风邪袭络造成的上睑下垂表现为眼睑骤然下垂，多见病患单侧，同时伴有头痛、恶寒、发热症状。

| | 灸法 | 体位 | 取穴 | 时间/数量 | 次数/疗程 |
|---|---|---|---|---|---|
| 疗法一 | 艾条回旋灸 | 仰卧位 | 足三里、关元、中脘、气海 | 每次每穴施灸10~30分钟，以患者局部皮肤潮红灼热为度 | 每日1次，灸至症状缓解或消失为止（适用于脾气不足所致的上睑下垂） |
| 疗法二 | 艾炷隔姜灸 | 合适体位 | 阳白、印堂、膻中、丝竹空、足三里、百会 | 每次每穴施灸3~5壮，至患者局部皮肤潮红灼热为度 | 隔日1次，1个月为1个疗程（适用于脾气不足所致的上睑下垂） |
| 疗法三 | 艾条温和灸 | 合适体位 | 足三里、三阴交、中脘、关元、脾俞、阳白 | 每次每穴施灸5~10分钟 | 每日1次，5次为1个疗程（适用于风邪袭络所致的上睑下垂） |
| 疗法四 | 艾炷隔姜灸 | 合适体位 | 中脘、关元、足三里、三阴交 | 每次每穴施灸4~5壮 | 每日1次，10次为1个疗程（适用于风邪袭络所致的上睑下垂） |

## 定位取穴方法

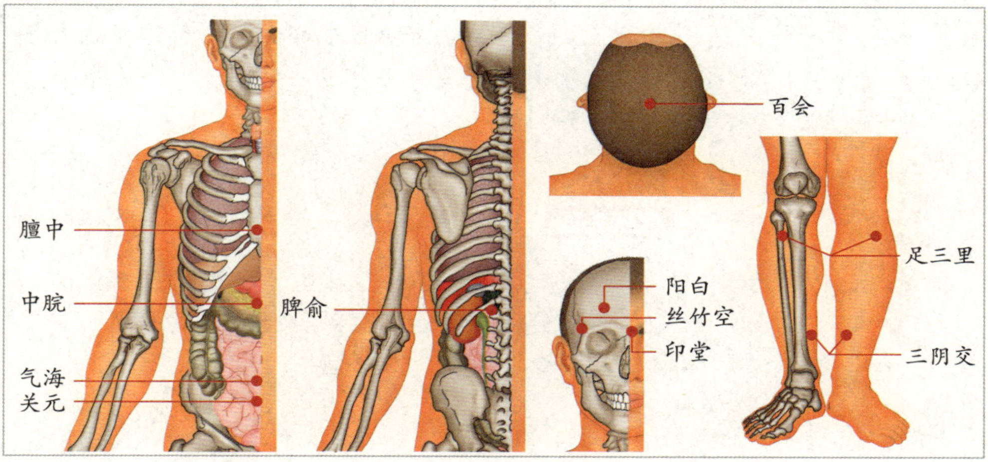


**足三里**　在小腿外侧，犊鼻下3寸，犊鼻与解溪连线上。

**关　元**　在下腹部，前正中线上，脐中下3寸。

**中　脘**　在上腹部，前正中线上，脐中上4寸。

**气　海**　在下腹部，前正中线上，脐中下1.5寸。

**阳　白**　在头部，瞳孔直上，眉上1寸。

**印　堂**　在面部，位于两眉毛内侧端的中间凹陷处。

**膻　中**　在前正中线上，平第4肋间隙，两乳头连线的中点。

**丝竹空**　在头部，额骨颧突外缘，眉梢凹陷中。

**百　会**　在头部，前发际正中直上5寸。

**三阴交**　在小腿内侧，内踝尖上3寸，胫骨内侧缘后际。

**脾　俞**　在背部脊柱区，第11胸椎棘突下，后正中线旁开1.5寸。

## 操作示例

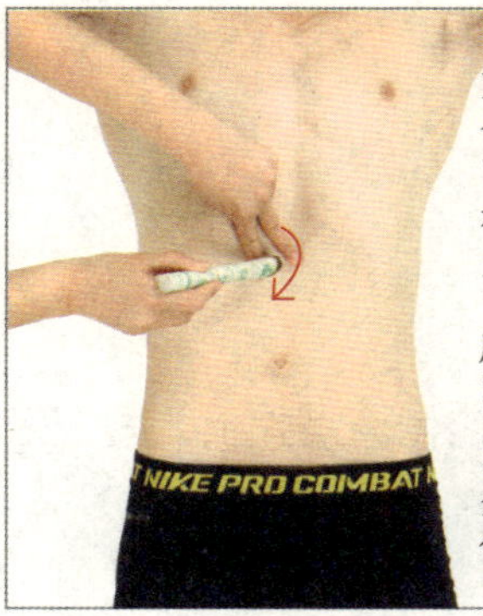

艾条回旋灸中脘10~30分钟

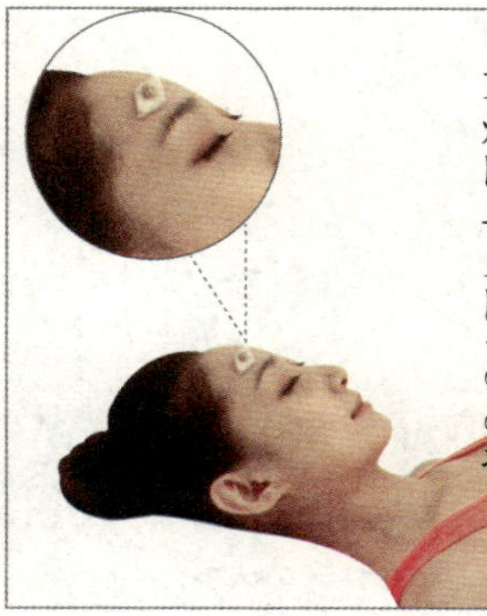
艾炷隔姜灸阳白3~5壮

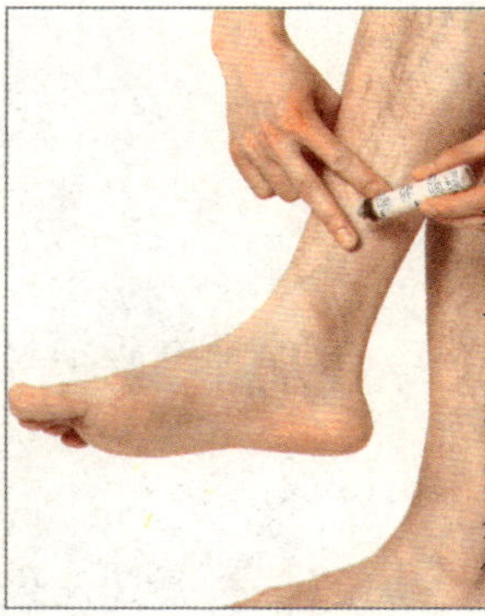
艾条温和灸三阴交5~10分钟

# 结膜炎

中医认为，此病由外感风热邪毒郁结于肺经向上影响到眼部而引起。艾灸疗法可以祛风解毒、清热降火，从而可治疗结膜炎。

## 症状表现

急性结膜炎发病比较急，疼痛、畏光、流泪等症状明显，并有分泌物，而慢性结膜炎常表现为眼睛的干涩、眼睑沉重，常无明显分泌物。

| | 灸法 | 体位 | 取穴 | 时间/数量 | 次数/疗程 |
|---|---|---|---|---|---|
| 疗法一 | 艾条雀啄灸 | 合适体位 | 上星、合谷、太阳、风池 | 每次每穴施灸5~15分钟 | 每日1次，灸至症状消失为止 |
| 疗法二 | 艾条回旋灸 | 合适体位 | 大椎、列缺、合谷、内庭 | 每次每穴施灸10分钟左右，以局部皮肤潮红灼热为度 | 每日1次，5次为1个疗程，每个疗程之间休息1日 |

增效简方

## 黄连敷贴法

**原料** 黄连适量。

**用法** 将黄连研成细末，加清水调匀，敷贴于双侧涌泉穴上，盖上保鲜膜，外用胶布固定。每日换药1次，连用3~5日。

**功效** 清热泻火，有助于缓解结膜炎症状。

## 定位取穴方法

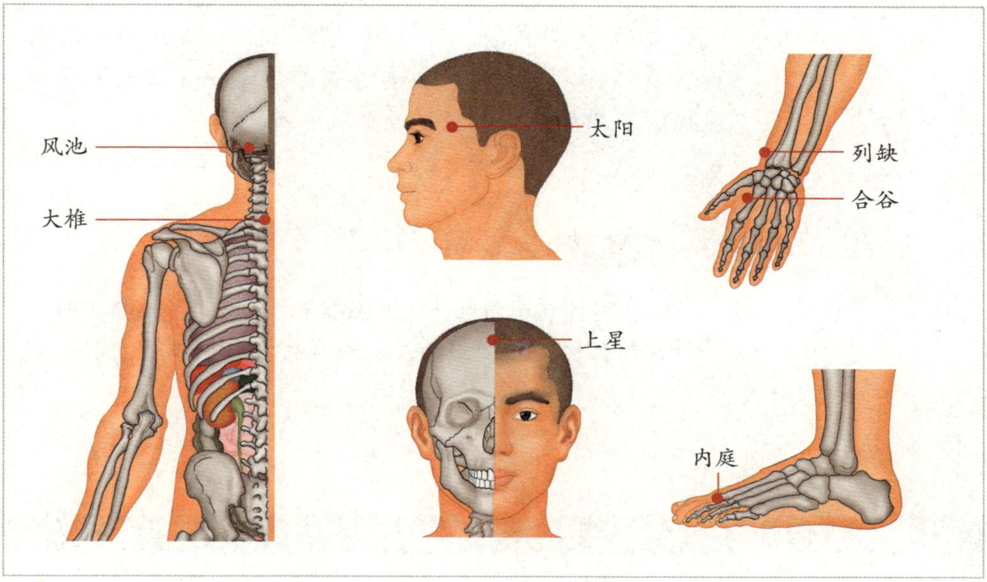


**上　星**　头部，前发际正中直上1寸。

**合　谷**　在手背，第1、2掌骨间，第2掌骨桡侧的中点处。

**太　阳**　眉梢与外眼角之间向后约1寸处的凹陷中。

**风　池**　在项部，枕骨之下，胸锁乳突肌与斜方肌上端之间的凹陷处。

**大　椎**　在后正中线上，第7颈椎棘突下凹陷中。

**列　缺**　在前臂桡侧缘，桡骨茎突上方，腕横纹上1.5寸处。

**内　庭**　在足背，第2、3趾间，趾蹼缘后方赤白肉际处。

## 操作示例

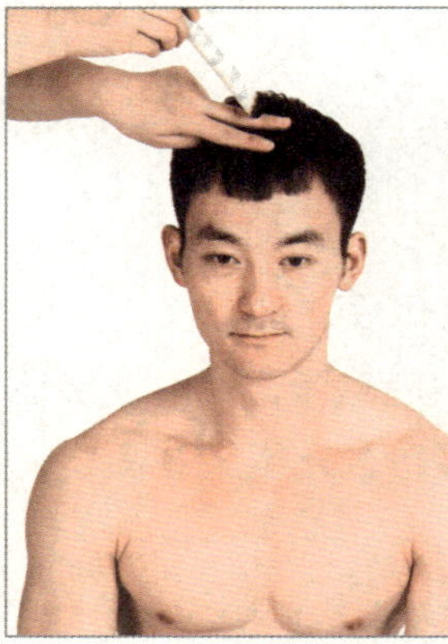

艾条雀啄灸上星5~15分钟

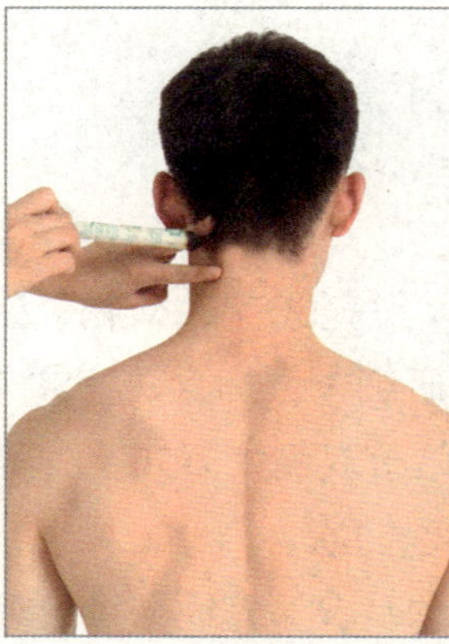

艾条雀啄灸风池5~15分钟

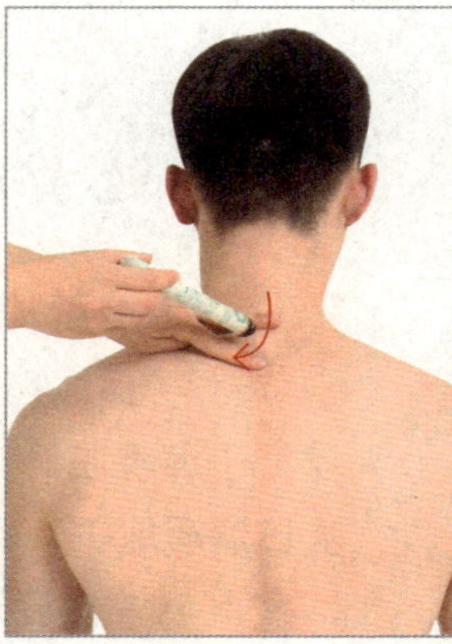

艾条回旋灸大椎10分钟左右

# 近视

近视多由于青少年时期用眼不当所致，如用眼过度、看书时光线太暗、躺着看书等。近视分屈光近视和轴性近视两类，其中屈光近视最为严重。

**症状表现**

主要症状为看远处物体模糊不清，看近处清楚，但近视过久也会出现眼睛发胀、视疲劳、头痛等症状。

| | 灸法 | 体位 | 取穴 | 时间/数量 | 次数/疗程 |
|---|---|---|---|---|---|
| 疗法一 | 艾条温和灸 | 合适体位 | 心俞、肝俞、肾俞 | 每次每穴施灸15~20分钟 | 每日1组，2组可轮换，灸至症状缓解或消失为止 |
| 疗法二 | 艾条温和灸 | 合适体位 | 足三里、三阴交、光明 | 每次每穴施灸15~20分钟 | |

**增效简方**

## 生地黄枳壳方

**原料** 生地黄120克，枳壳90克，菊花、天冬各60克。

**用法** 将上述药材共研细末，加入白蜜调匀，制成软膏；用时取出适量，于每晚临睡前敷贴于双侧太阳穴上，盖上纱布，外用胶布固定，次日清晨取下。每日换药1次。

**主治** 改善肝肾亏虚的状况，有助于缓解近视症状。

## 定位取穴方法

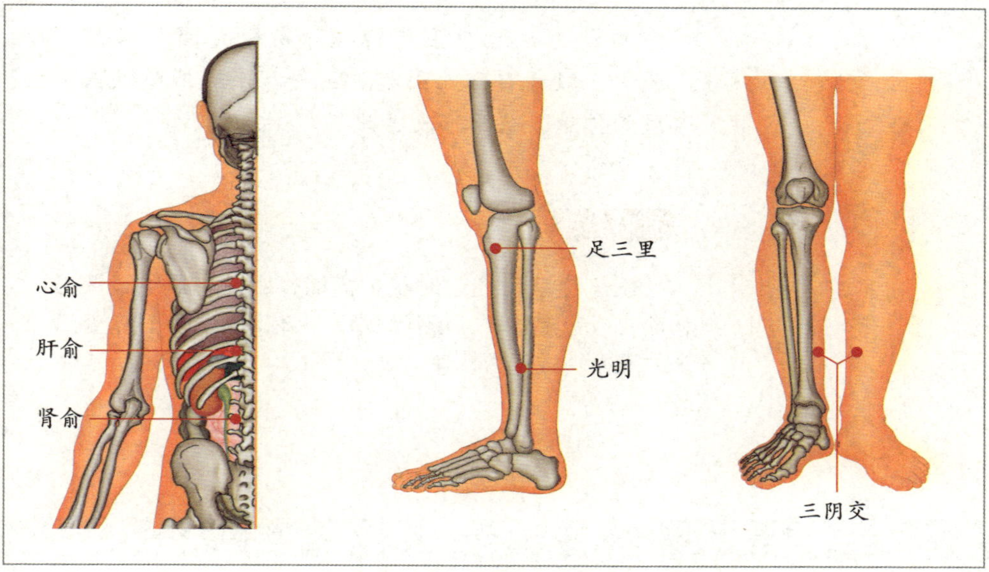


**心　俞**　在背部脊柱区，第5胸椎棘突下，后正中线旁开1.5寸。

**肝　俞**　在背部脊柱区，第9胸椎棘突下，后正中线旁开1.5寸。

**肾　俞**　在腰部，第2腰椎棘突下，后正中线旁开1.5寸。

**足三里**　在小腿外侧，犊鼻下3寸，犊鼻与解溪连线上。

**三阴交**　在小腿内侧，内踝尖上3寸，胫骨内侧缘后际。

**光　明**　在小腿外侧，外踝尖上5寸，腓骨前缘。

## 操作示例

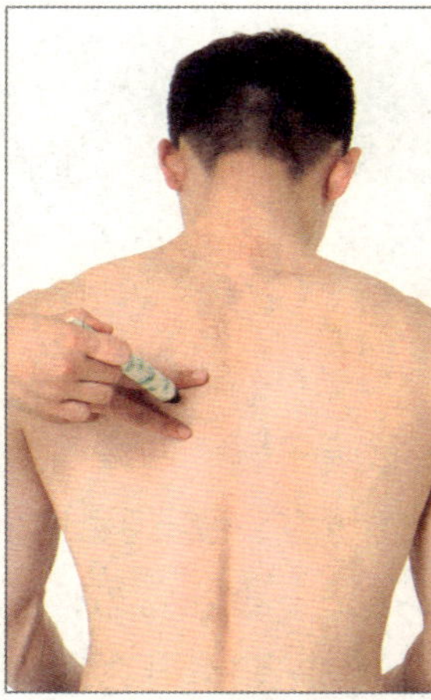
艾条温和灸心俞15~20分钟

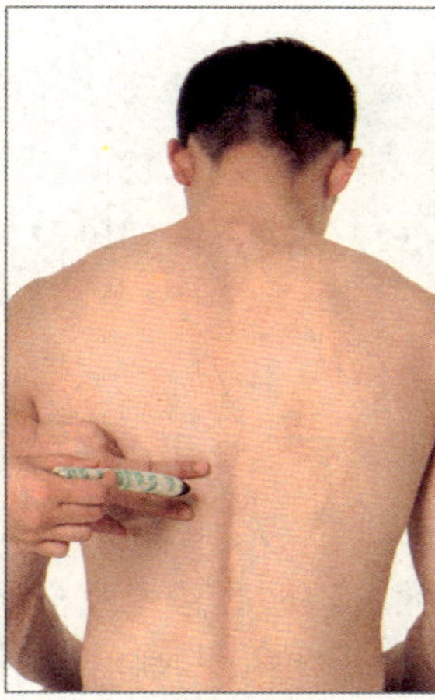
艾条温和灸肝俞15~20分钟

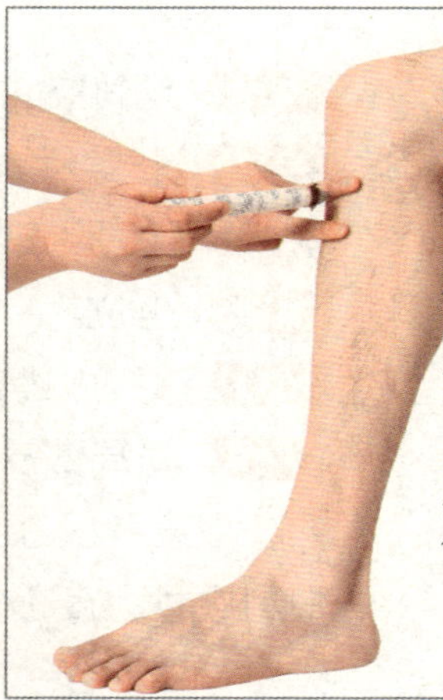
艾条温和灸足三里15~20分钟

# 白内障

中医认为，此病主要由肝肾功能失调，水湿、肝风、痰火上攻于目窍而引起。艾灸疗法有调节脏腑、祛火除风的作用，从而可改善此病。

## 症状表现

临床症状为初起时视物模糊，眼前有黑点或黑影移动，或远望蒙昏、近视清晰；也有明处昏蒙、暗处清晰的现象，或视力快速下降。

| | 灸法 | 体位 | 取穴 | 时间/数量 | 次数/疗程 |
|---|---|---|---|---|---|
| 疗法 | 艾炷隔姜灸 | 合适体位 | 肝俞、肾俞、攒竹、鱼腰、承泣 | 每次每穴施灸3壮，面部穴位可以减少壮数 | 灸至症状改善为止 |

增效简方

## 拔罐疗法

**选穴** 丝竹空、瞳子髎、四白、翳明、合谷。

**配穴** 肝肾亏虚者，加肝俞、肾俞、三阴交；脾胃虚弱者，加脾俞、胃俞、足三里；肝热上扰者，加风池、太溪。

**体位** 坐位。

**所需器具** 火罐、三棱针。

**操作** 对局部皮肤消毒以后，选用小号的火罐吸拔瞳子髎、四白等主穴，以皮肤发红为度。注意对于面部的穴位，如丝竹空、瞳子髎、四白，吸拔力度不宜太强，翳明吸拔力度亦不能太强，一般以局部有紧张感为度。合谷亦可配用三棱针点刺出血，一般挤出血液1毫升为宜。

## 定位取穴方法

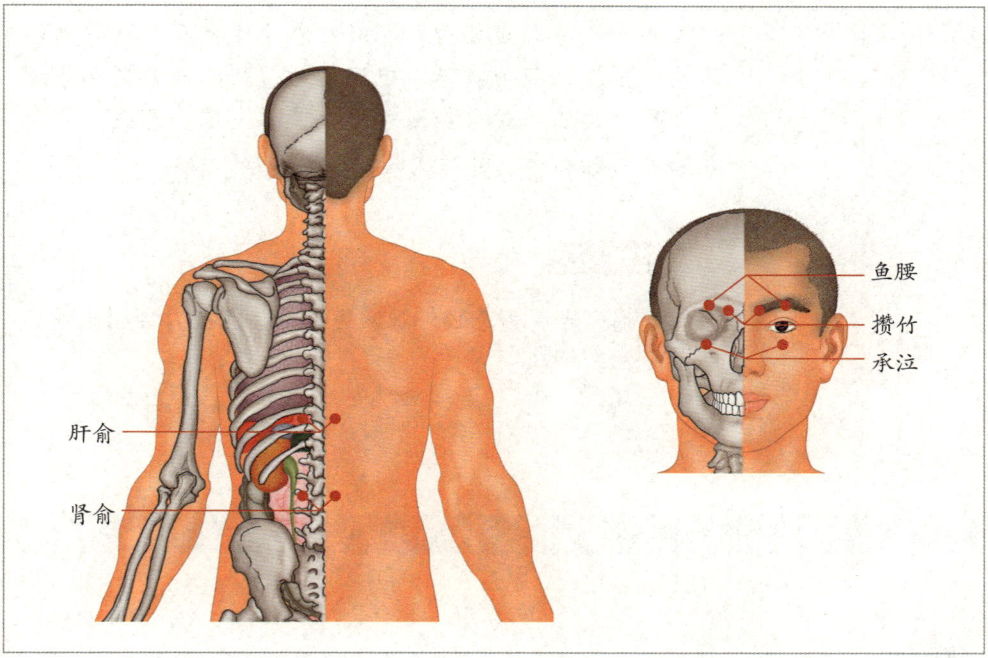


**肝　俞**　在背部脊柱区，第9胸椎棘下，后正中线旁开1.5寸。
**肾　俞**　在腰部，第2腰椎棘突下，后正中线旁开1.5寸。
**攒　竹**　在面部，左右眉毛的内侧，即眉头的凹陷处，左右各一。
**鱼　腰**　在额部，瞳孔直上，眉毛正中央处。
**承　泣**　在面部，眼球与眶下缘之间，瞳孔直下。

## 操作示例

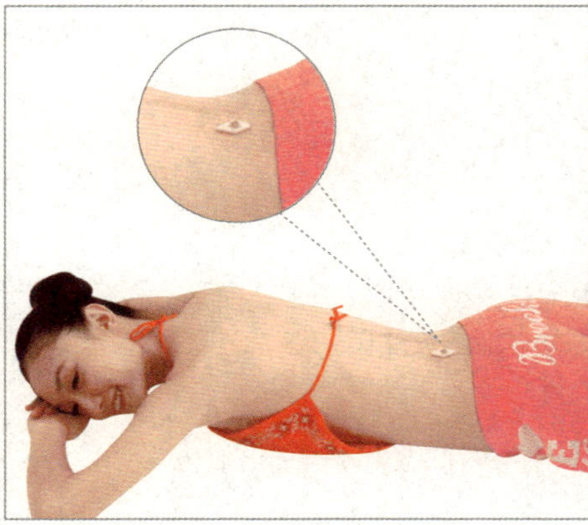

艾炷隔姜灸肾俞3壮

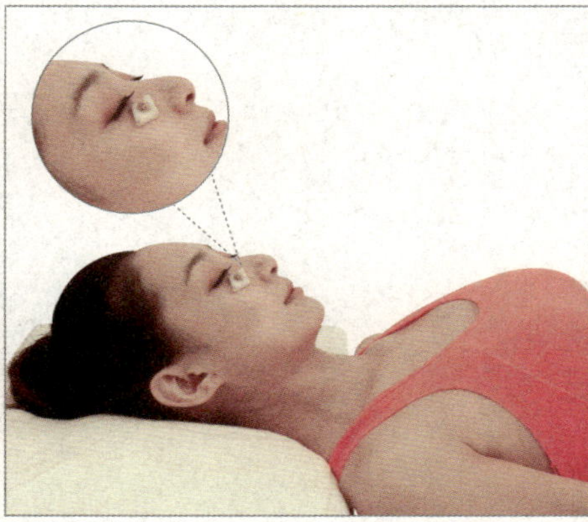

艾炷隔姜灸承泣3壮

# 视神经萎缩

视神经萎缩是指视神经纤维发生变性及其传导功能障碍而出现的视力减退。中医认为，此病与肝失调导致眼部静脉瘀阻，或者精血亏虚导致目失濡养有关。艾灸疗法可通经活血、补肝明目，从而改善此病。

## 症状表现

临床表现为患眼外观未见异常，但视力会明显减退，甚至失明。

| | 灸法 | 体位 | 取穴 | 时间/数量 | 次数/疗程 |
|---|---|---|---|---|---|
| 疗法一 | 艾条回旋灸 | 合适体位 | 肝俞、肾俞 | 每次每穴施灸10~30分钟，以患者皮肤潮红灼热为度 | 每日1次，灸至症状减轻或消失为止 |
| 疗法二 | 艾条回旋灸 | 合适体位 | 翳明、合谷、光明 | 每次每穴施灸10~20分钟 | 每日2次，以患者皮肤潮红灼热为度，灸至症状减轻或消失为止 |
| 疗法三 | 艾条温和灸 | 合适体位 | 养老、攒竹、阳白、丝竹空、光明、三阴交 | 每次选5个穴位，每次每穴施灸10~15分钟 | 每日1次，10次为1个疗程，每个疗程之间休息3~5日 |

## 定位取穴方法

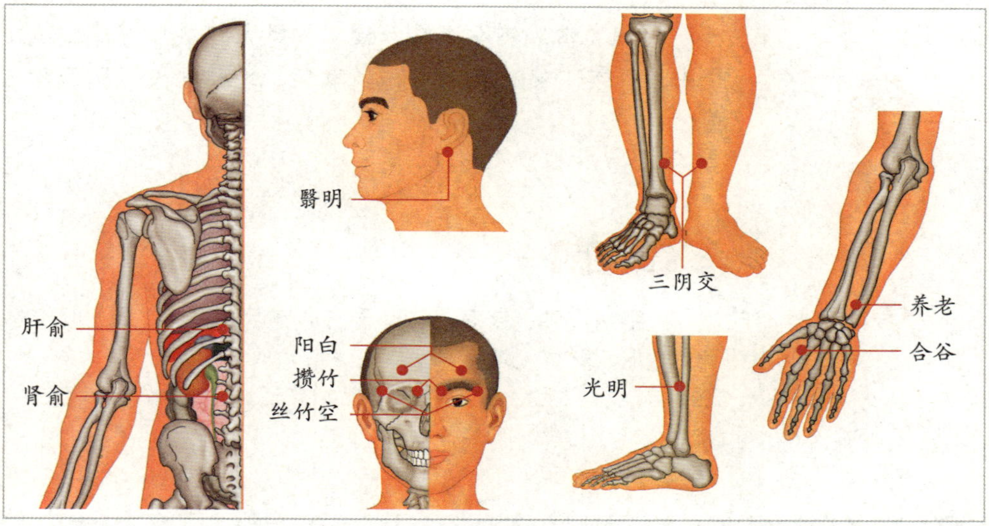


**肝　俞**　在背部脊柱区，第9胸椎棘突下，后正中线旁开1.5寸。

**肾　俞**　在腰部，第2腰椎棘突下，后正中线旁开1.5寸。

**翳　明**　在颈部，翳风穴后1寸。

**合　谷**　在手背，第1、2掌骨间，第2掌骨桡侧的中点处。

**光　明**　在小腿外侧，外踝尖上5寸，腓骨前缘。

**养　老**　在前臂后侧，尺骨小头近端桡侧凹陷处。

**攒　竹**　在面部，左右眉毛的内侧，即眉头的凹陷处，左右各一。

**阳　白**　在头部，瞳孔直上，眉上1寸。

**丝竹空**　在面部，额骨颧突外缘，眉梢凹陷中。

**三阴交**　在小腿内侧，内踝尖上3寸，胫骨内侧缘后际。

## 操作示例

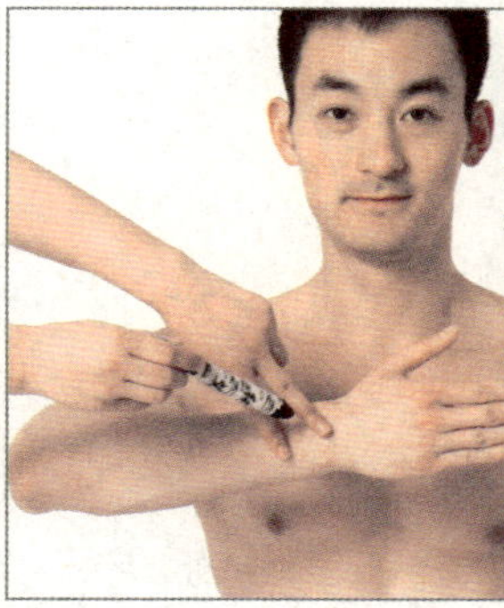

艾条温和灸养老10~15分钟

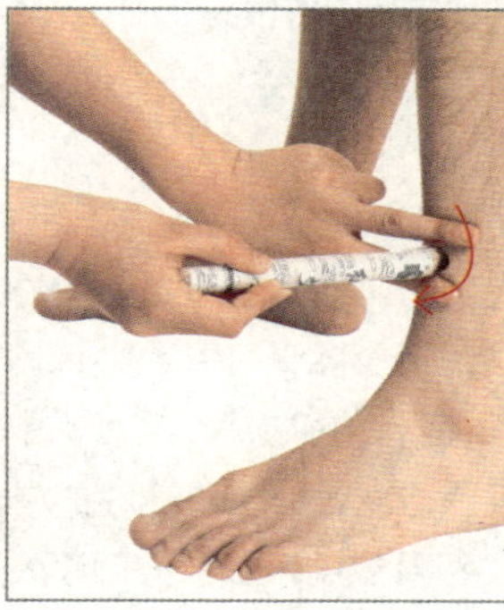

艾条回旋灸光明10~20分钟

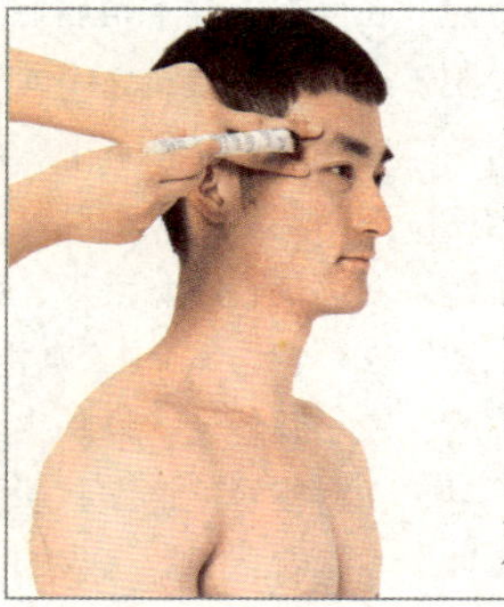

艾条温和灸丝竹空10~15分钟

# 角膜炎

此病多由风热或风寒入侵，或肝火炽盛、湿热蕴蒸等因素引起。艾灸疗法可祛风清热、清肝降火，从而改善此病。

## 症状表现

眼睛红肿、疼痛，伴有畏光、流泪、眼睑痉挛、视力减退、分泌物增多。

| | 灸法 | 体位 | 取穴 | 时间/数量 | 次数/疗程 |
|---|---|---|---|---|---|
| 疗法 | 艾条温和灸 | 合适体位 | 印堂、太阳、阳白、丝竹空、风池、合谷、丰隆、曲池、太冲 | 先灸丝竹空、印堂、风池、阳白、合谷、曲池、太阳，肝火炽盛型患者加太冲，湿热蕴蒸型患者加丰隆，每次每穴施灸5~15分钟 | 每日1次，10次为1个疗程 |

## 定位取穴方法

**印　堂**　在面部，位于两眉毛内侧端的中间凹陷处。
**太　阳**　眉梢与外眼角之间向后约1寸处的凹陷中。
**阳　白**　在头部，瞳孔直上，眉上1寸。
**丝竹空**　在面部，额骨颧突外缘，眉梢凹陷中。
**风　池**　在项部，枕骨之下，胸锁乳突肌与斜方肌上端之间的凹陷处。
**合　谷**　在手背，第1、2掌骨间，第2掌骨桡侧的中点处。
**丰　隆**　在小腿外侧，外踝尖上8寸，胫骨前肌前缘2横指（中指）处。
**曲　池**　在肘横纹外侧端，屈肘，尺泽与肱骨外上髁连线的中点。
**太　冲**　在足背，第1、2跖骨之间，跖骨底结合部前方凹陷处，在拇长伸肌腱外缘处。